AF403724

# LES
# HÉMORRAGIES
## SOUS-ARACHNOÏDIENNES

ET

## Le Mécanisme de l'Hématolyse en général

PAR

## Le Docteur Georges FROIN

ANCIEN INTERNE DES HOPITAUX DE PARIS

PARIS

G. STEINHEIL, ÉDITEUR

2, RUE CASIMIR-DELAVIGNE, 2

1904

# LES
# HÉMORRAGIES SOUS-ARACHNOÏDIENNES

## ET

## Le Mécanisme de l'Hématolyse en général

# LES
# HÉMORRAGIES
## SOUS-ARACHNOÏDIENNES

ET

## Le Mécanisme de l'Hématolyse en général

PAR

## Le Docteur Georges FROIN

ANCIEN INTERNE DES HOPITAUX DE PARIS

———

PARIS

G. STEINHEIL, ÉDITEUR

2, RUE CASIMIR-DELAVIGNE, 2

—

1904

A MES MAITRES

## MM. A. CHAUFFARD et F. WIDAL

(Internat 1902 et 1903).

*Hommage de profonde et res-*
*pectueuse reconnaissance.*

A MON PRÉSIDENT DE THÈSE

## M. le Professeur DIEULAFOY

A MES MAITRES

## MM. L. GUINON et DARIER

(Internat 1900 et 1901).

*Que nous prions d'agréer notre vive gratitude, pour la bienveillance qu'ils nous ont toujours témoignée.*

A MES MAITRES DANS LES HÔPITAUX

MM. SEVESTRE, FERNET, MATHIEU, MERY, BARBIER, COMBY,
TRIBOULET, LESAGE, M. LABBE,
DUFOUR, BOULLOCHE, BERGÉ, PAPILLON, P. LONDE.

# INTRODUCTION

Les découvertes et les applications pratiques livrées par les sciences anatomiques, physiologiques, bactériologiques, physiques, chimiques, etc., montrent chaque jour l'importance des phénomènes biologiques dont les liquides humoraux constituent le terrain. Grâce à l'emploi si répandu des ponctions en clinique humaine et aux nombreuses analyses d'humeurs retirées pendant la vie, les variations que l'on y constate peuvent montrer l'enchaînement des actes qui se transforment ou se succèdent. Par l'extraction artificielle d'une sérosité, nous pénétrons dans une partie vivante ou plutôt nous en détachons une parcelle comme le fait une biopsie. Puis, en la dissociant dans chacune de ses parties constituantes, l'examen et l'appréciation des réactions pathologiques se trouvent facilités pour saisir leurs affinités ou leurs antagonismes.

C'est à l'étude des hémorragies méningées par la ponction lombaire et à l'examen du liquide céphalo-rachidien pendant la vie qu'est consacré ce travail.

La ponction lombaire, outre son action sur le système nerveux, permet l'évacuation d'un liquide sans analogue dans l'économie : liquide normalement limpide, ne contenant aucun élément cellulaire, solution presque pure de chlorure de sodium, occupant une cavité toujours réelle que l'on peut explorer, non seulement en pleine acuité, mais à l'origine et au déclin des phénomènes pathologiques. Aussi les notions séméiotiques et thérapeutiques que l'exploration méningée permet d'établir s'accroissent chaque jour, et l'application de cette méthode sur le vivant doit être envisagée comme indispensable au médecin dans la connaissance et le traitement de certaines maladies du système nerveux.

Depuis plus de trois ans on cherche à préciser les caractères propres aux liquides céphalo-rachidiens hémorragiques. Eclairé par ces travaux, nous avons profité des progrès de la technique moderne pour esquisser la synthèse que nous présentons et rapprocher les observations faites *in vitro*, de la cause des hémorragies, des lésions qu'elles entraînent, ainsi que des réactions morbides, locales et générales, qui les accompagnent.

Un fait remarquable ressortira de cette étude : c'est la fréquence des hémorragies méningées sous-arachnoïdiennes et les nombreux cas de formes curables. Beaucoup d'hémorragies méningées étaient méconnues avant l'usage de la ponction lombaire qui vient bouleverser ce chapitre de la nosographie, en élargir les limites et détruire en même temps la notion du pronostic presque toujours fatal qui semblait leur être attaché.

Nous avons recherché avec grand soin les signes qui ont été décrits dans ces dernières années au cours des maladies des méninges et de l'encéphale, en particulier les signes de Kernig et de Babinski.

Nous exposerons en dernier lieu les résultats thérapeutiques qu'on peut attendre de la ponction lombaire appliquée aux hémorragies du névraxe.

Les hémorragies internes furent décrites dès qu'on ouvrit les cadavres et les hémorragies cérébrales et méningées, si fréquentes, n'échappèrent pas aux constatations des premiers anatomistes. Mais, après l'irruption sanguine proprement dite, il reste un hématome méningé qui suscite des réactions secon-

daires, en particulier des modifications pigmentaires et cellulaires du liquide céphalo-rachidien.

Les transformations pigmentaires peuvent être notées d'une
façon rigoureuse dans le liquide incolore qui remplit les espaces
sous-arachnoïdiens. De plus, les réactions cellulaires, étudiées
grâce à la méthode du cyto-diagnostic de MM. Widal et
Ravaut, montrent, à cause de leur netteté et de leurs modifications incessantes, tous les moyens qu'emploie l'organisme
pour amener la résorption des hématies. Rapprochées de celles
qui se passent dans l'hémothorax, elles nous ont permis d'expliquer le mécanisme de l'hématolyse, en l'observant au moment
de sa mise en activité, pendant son évolution et son extinction.

Nous avons essayé de montrer les différents aspects du liquide
cérébro-spinal, modifié par une hémorragie vraie ou par la présence, soit d'éléments cellulaires émigrés par diapédèse, soit de
substances sanguines dérivées du torrent circulatoire par exsudation ou filtration.

Par la ponction lombaire seule, il était possible de constater
ces changements, souvent si légers, de la couleur ou de la constitution du liquide céphalo-rachidien. Ici, l'autopsie cède le pas
à la méthode clinique. Les altérations *post mortem*, les déla-
brements et les arrachements nécessités par l'ouverture de
l'enveloppe osseuse cranio-vertébrale modifient ou souillent à tel
point le liquide céphalo-rachidien, qu'il est impossible d'y apprécier alors les réactions pathologiques légères.

Nous rapportons, dans cette thèse, les hémorragies méningées
que nous avons observées pendant l'année 1903 à l'hôpital Cochin, ce qui nous a permis d'établir une statistique annuelle ap-
proximative. C'est dans les services de nos maîtres, MM. Chauffard et Widal, que nous avons fait ce travail.

Nos collègues et amis L. Boidin et Digne se sont toujours
empressés de nous signaler les cas qui pouvaient nous intéres-
ser. Nous les remercions sincèrement.

# CHAPITRE PREMIER

## LES ESPACES MÉNINGÉS ET CLASSIFICATION DES HÉMORRAGIES MÉNINGÉES

Trois membranes ou méninges englobent l'axe encéphalo-médullaire : la dure-mère, l'arachnoïde et la pie-mère. Ces trois enveloppes circonscrivent deux espaces : l'espace arachnoïdien, compris entre la dure-mère et l'arachnoïde, et l'espace sous-arachnoïdien ou arachnoïdo-pie-mérien, situé entre l'arachnoïde et la pie-mère, qui contient le liquide céphalo-rachidien.

La dure-mère ou pachyméninge ressemble à une aponévrose épaisse et s'applique contre la paroi intérieure de la boîte cranienne. Elle adhère à l'os, sauf dans les régions temporo-pariétale et occipitale où elle peut se laisser facilement décoller par les épanchements sanguins (zone décollable de G. Marchant). La dure-mère se prolonge autour de la moelle, dans le canal vertébral, sous la forme d'un cylindre creux qui s'effile à son extrémité inférieure, au niveau du paquet de nerfs dont l'ensemble constitue la queue de cheval. Ce cylindre se trouve isolé des parois du canal osseux par un espace qui porte le nom d'espace sus-dural ou épidural.

La capacité du sac dure-mérien est beaucoup plus considérable qu'il ne le faut, sur toute la longueur du canal rachidien, pour contenir la moelle épinière et les nerfs de la queue de cheval. C'est le liquide céphalo-rachidien, remplissant l'espace sous-arachnoïdien, qui éloigne la dure-mère de l'axe nerveux (fig. 1).

L'arachnoïde est assimilée aux membranes séreuses, et comprend deux feuillets qui délimitent entre eux l'espace arachnoïdien. Le feuillet pariétal (simple endothélium) fait corps avec la dure-mère dans toute son étendue. Le feuillet viscéral est constitué par une membrane mince et transparente qui s'applique contre le feuillet pariétal et, par conséquent, suit exactement la direction de la dure-mère.

Ce feuillet englobe donc la masse encéphalique sans descendre dans les anfractuosités cérébrales ; il enveloppe la moelle et la queue de cheval, mais en est éloigné par un espace considérable. Les deux feuillets de l'arachnoïde, toujours accolés dans le crâne et dans le rachis, délimitent une cavité, la cavité arachnoïdienne, à peu près virtuelle à l'état physiologique.

La troisième membrane, la pie-mère ou leptoméninge, est en contact immédiat avec la substance nerveuse. Elle pénètre dans toutes les fissures ou les sillons de la surface encéphalique et engaine étroitement toute la moelle. Elle délimite avec l'arachnoïde un système de cavités irrégulières et sinueuses dont l'ensemble constitue les espaces sous-arachnoïdiens, comblés par le liquide céphalo-rachidien. Il y a des espaces allongés qui prennent, suivant leurs dimensions, les noms de flumina, rivi, rivuli (Duret), et des cavités plus larges décrites sous le nom de confluents (Magendie) ou de lacs (Duret) : lac sylvien, lac calleux, lac central, lac cérébelleux supérieur et inférieur, enfin lac bulbo-spinal, qui occupe toute la hauteur de la moelle et dont l'extrémité inférieure, située autour de la queue de cheval, dans la région sacro-lombaire, est le lieu de la rachicentèse.

En résumé, on rencontre au-dessous de la cage osseuse cranio-vertébrale les espaces suivants : 1° l'espace épidural ou sus-dure-mérien, virtuel dans le crâne et réel dans le rachis ; 2° l'espace arachnoïdien, véritable fente ou cavité virtuelle ; 3° l'espace

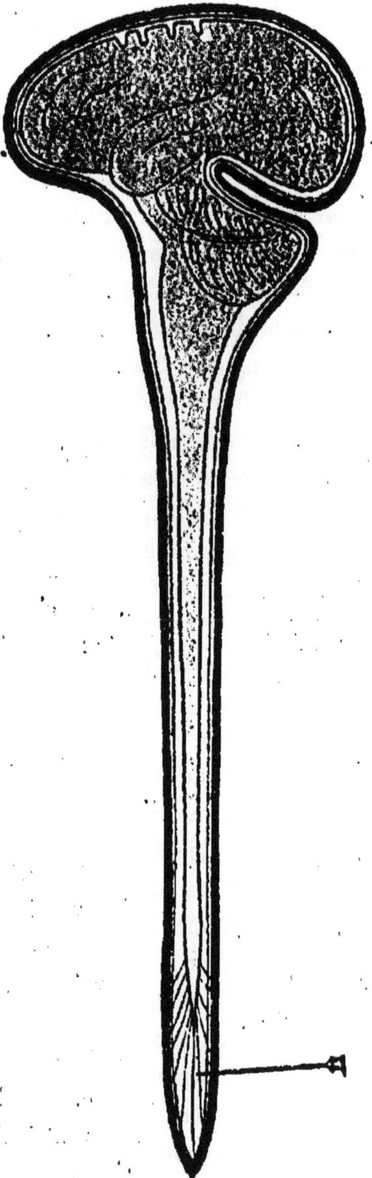

Fig. 1. — Schéma des trois membranes méningées et des espaces qu'elles délimitent : l'espace arachnoïdien virtuel et l'espace sous-arachnoïdien cavité réelle.

arachnoïdo-pie-mérien, cavité toujours réelle, remplie par le liquide céphalo-rachidien ; 4° l'axe encéphalo-médullaire, creusé des cavités centrales ventriculaires qui sont remplies également de liquide céphalo-rachidien.

Dans la pratique ordinaire des autopsies, quand on incise et écarte la dure-mère cérébrale avec précaution, c'est la fente arachnoïdienne qui s'ouvre. Le feuillet viscéral de l'arachnoïde apparaît intact, plus ou moins saillant, selon la quantité de liquide céphalo-rachidien, mais il s'affaisse et se confond aussitôt avec la surface corticale dès que ce liquide vient à s'écouler. Ce feuillet arachnoïdien est encore plus mince et plus fragile autour de la moelle. Là, quand on se dispose à ouvrir la dure-mère, le liquide céphalo-rachidien s'est échappé, soit par le trou occipital, soit par les orifices vasculo-nerveux de cette méninge, et la tension des gaines enveloppantes dure-mérienne et arachnoïdienne n'existe plus. Ces membranes sont affaissées sur la moelle, et si l'on n'y prête attention, les ciseaux coupent en même temps les deux feuillets méningés : la cavité arachnoïdo-pie-mérienne se trouve ouverte et c'est la surface de la pie-mère qui se présente.

Des vaisseaux rampent sur les membranes ou les pénètrent et plongent dans les centres nerveux.

On voit de dehors en dedans :

1° La fente épidurale du crâne avec les artères et veines méningées ; l'espace épidural du rachis avec les plexus si importants des veines intra-rachidiennes, noyés dans de la graisse ;

2° La dure-mère contenant les sinus veineux et les ramifications des artères méningées ;

3° L'espace arachnoïdo-pie-mérien avec les gros troncs artériels et veineux, vaisseaux nourriciers de l'axe encéphalo-médullaire ;

4° La pie-mère et ses prolongements ventriculaires parcourue par un réseau anastomotique très riche, fourni par les gros troncs vasculaires précédents ;

5° La substance nerveuse qui renferme les nombreuses branches vasculaires émanées du réseau pial ou venues directement des gros troncs sous-arachnoïdiens.

Après la rupture de ces vaisseaux, si un traumatisme n'a pas déchiré et lésé les membranes méningées, la répartition du sang obéit souvent au clivage façonné par la disposition anatomique des enveloppes. A chaque groupe vasculaire correspond un foyer d'épanchement tout préparé, et la classification des hémorragies intéressant les centres nerveux est calquée sur ce plan anatomique.

En des chapitres distincts, sont décrites :

1° L'hémorragie épidurale : hématome-sus-dure-mérien (crâne) et hémato-rachis (canal vertébral);

2° L'hémorragie sous-dure-mérienne ou intra-arachnoïdienne qui peut provenir soit d'une inflammation chronique de la face interne de la dure-mère (pachyméningite interne hémorragique de Cruveilhier et Virchow), soit d'une rupture des veines cérébrales afférentes au sinus longitudinal supérieur (Huguenin);

3° L'hémorragie sous-arachnoïdienne ou arachnoïdo-pie-mérienne ;

4° L'hémorragie cérébrale et l'hématomyélie.

Cette démarcation dans les épanchements sanguins est loin d'être absolue en clinique. Même en dehors des traumatismes, sous la poussée du sang, les membranes peuvent se rompre et la collection hémorragique s'étendre dans plusieurs directions. Elle a justement tendance à se porter vers la cavité réelle que remplit le liquide céphalo-rachidien. Il faut en excepter cependant les hémorragies sus-dure-mériennes. Ces dernières constituent une variété tout à fait à part, et l'on peut dire que leur étude par la ponction lombaire est négative. « Dans un cas avec autopsie, recueilli par MM. Sicard et Monod, un gros hématome resté exclusivement sus-dure-mérien n'avait entraîné aucune coloration du liquide céphalo-rachidien, quatre jours après le traumatisme (1). »

Il est probable que la dure-mère constituera toujours une barrière infranchissable pour les pigments sanguins.

Cependant on devra toujours penser à la concomitance des diverses variétés d'hémorragie, surtout après un traumatisme cranien. Ainsi, dans une observation de MM. Rendu et Géraudel (2), il y a eu épanchement sus-dure-mérien et épanchement sous-arachnoïdien, ce dernier entraînant des réactions chromatique et cellulaire du liquide céphalo-rachidien.

Dans les hémorragies sous-dure-mérienne et intra nerveuse, au contraire, la ponction lombaire montre que l'irruption des hématies jusque dans la cavité spinale est plus fréquente que ne l'avaient laissé entrevoir les seuls faits d'autopsie. L'inondation ventriculaire en particulier déborde très souvent vers le rachis. Nos observations démontrent la fréquence de cette dissémination des hématies sous l'arachnoïde.

Le groupement des épanchements sanguins, par rapport à l'espace sous-arachnoïdien, doit donc envisager trois sources différentes :

1° L'*hémorragie dans le liquide céphalo-rachidien* est consécutive à une rupture des vaisseaux contenus *dans la substance nerveuse.*

Au niveau de l'encéphale, nous voyons qu'il peut exister deux groupes d'hémorragies péri-nerveuses : d'abord, celles qui s'épanchent directement sous l'arachnoïde, à travers une déchirure de l'écorce cérébrale et de la pie-mère, puis celles dont l'inondation est ventriculaire et sous-arachnoïdienne ensuite. Ces deux variétés

(1) F. WIDAL et SICARD. Chromo-diagnostic, in *Traité de pathologie générale de Bouchard*, t. VI.

(2) RENDU et GÉRAUDEL. A propos du cyto diagnostic dans les méningites. Fracture du crâne méconnue pendant la vie. *Soc. méd. des hôpitaux*, juillet 1901.

peuvent coexister chez le même sujet : du sang peut passer dans le liquide céphalo-rachidien, après inondation ventriculaire et effraction corticale.

Ce sont tous ces cas, les plus nombreux parmi les hémorragies du névraxe, que nous avons proposé de désigner, avec MM. Chauffard et L. Boidin, sous le nom d'*hémorragies cérébro-méningées* (1). Pour être plus précis, disons : hémorragies cérébro-sous-arachnoïdiennes.

Un foyer hémorragique intra-médullaire ne se répandra secondairement dans l'espace arachnoïdo-pie-mérien qu'à travers une déchirure de la pie-mère. Or, la pie-mère spinale est beaucoup plus épaisse que sur le cerveau ; elle est dense et résistante ; aussi l'hématomyélie non traumatique débordera bien rarement sans doute dans le liquide céphalo-rachidien ;

2° *L'hémorragie est primitivement sous-arachnoïdienne.* — Il y a une rupture d'un ou des vaisseaux contenus dans la pie-mère ou logés dans les mailles de l'espace arachnoïdo-pie-mérien. Le foyer sanguin est cantonné dans cette cavité. L'hémorragie peut être en même temps sous-pie-mérienne, surtout au niveau de l'encéphale.

Souvent des malades présentent les symptômes d'une altération minime de la substance nerveuse, avec une courte durée de ces symptômes. S'agit-il là d'hémorragies cérébro-méningées vraies ? Des constatations anatomiques, faites en particulier par MM. Lépine (2) et Widal (3), montrent que l'irruption du sang hors des artères rompues à la surface des circonvolutions cérébrales peut provoquer une attrition considérable de celles-ci, et même un véritable effondrement de la substance nerveuse. Une

(1) A. Chauffard, G. Froin et L. Boidin. Formes curables des hémorragies méningées sous-arachnoïdiennes. *Presse médicale*, 24 juin 1908.

(2) R. Lépine, Note sur deux cas d'hémorragie sous-méningée. *Gaz. méd de Paris*, 1867.

(3) F. Widal, le Diagnostic de l'hémorragie méningée. *Presse médicale*, 3 juin 1908.

hémorragie primitivement méningée peut avoir sa répercussion sur le tissu cortical, et la violence de l'ondée sanguine peut broyer la pulpe nerveuse. C'est là seulement le point faible, car l'arachnoïde, malgré ce qu'en ont dit plusieurs auteurs, ne se rompt pas sous l'effort. Comment le ferait-elle, puisqu'elle est intimement accolée à la dure-mère, et, par son intermédiaire, à l'os ? Le névraxe sera lésé dans ces cas, qui constituent, ainsi que nous l'avons dit avec M. L. Boidin, des hémorragies *mé-ningo-cérébrales* (1), dont l'action destructive se fait inversement à celle des hémorragies cérébro-méningées.

La topographie de l'artère rompue, dans l'explication des lésions cérébrales secondaires, est importante à envisager, et il semble que nous puissions faire une différence, à ce point de vue, entre les hémorragies nées sur la convexité ou sur la base. Les espaces sous-arachnoïdiens corticaux sont de petites dimensions et la circulation ne s'y fait que par des rivuli, des rivi et des flumina, cloisonnés par des trabécules limitant des espaces aréolaires étroits. Au niveau de la base, au contraire, tous les lacs sont réunis et en communication directe et large avec le sac spinal. Qu'une hémorragie abondante se produise au niveau de la convexité, le jet artériel violent et abondant trouve pour son écoulement des couloirs trop étroits dont il force les parois ; il lève souvent le point faible, la pulpe nerveuse. L'hémorragie est-elle minime, ces flumina sont suffisants pour le drainage et les circonvolutions sont respectées. Lorsque la rupture du vaisseau méningé se fait au niveau de la base de l'encéphale, l'étendue des lacs sous-arachnoïdiens et le sac spinal largement ouvert constituent des voies d'échappement très suffisantes qui mettent la substance nerveuse à l'abri d'une action destructive par le choc de l'ondée sanguine ;

(1) G. Frois et L. Boidin, Phénomènes de localisation au cours des hémor-ragies méningées sous-arachnoïdiennes. *Gaz. des hôpitaux*, 7 janvier 1904.

3° *L'hémorragie sous-arachnoïdienne* succède à une *hémorragie sous-dure-mérienne*, après rupture du feuillet viscéral de l'arachnoïde. C'est le sang lui-même qui déchire le feuillet viscéral de l'arachnoïde ou bien les membranes méningées sont dilacérées par suite de fracture ou de contusion cranienne.

La division que nous venons d'exposer est purement anatomique et nous nous conformons à l'usage en donnant aux hémorragies le nom du parenchyme et de l'espace dans lesquels on les constate. Mais dans les hémorragies du névraxe, si la ponction lombaire a le grand avantage de montrer pendant la vie le contenu hématique des espaces sous-arachnoïdiens, c'est la clinique surtout qui doit s'efforcer de dire si le foyer sanguin est mixte : cérébral et méningé. Les renseignements qu'elle donne sont souvent incertains. Aussi ne faut-il pas s'attendre à pouvoir spécifier et classer immédiatement tous les cas qu'on pourra observer : si l'hémorragie méningée est devenue, grâce à la ponction lombaire, une des lésions dont le diagnostic peut être établi avec le plus de certitude, cette nouvelle méthode ne suffit pas pour nous renseigner sur l'état anatomique des centres nerveux sous-jacents et sur les désordres qui accompagnent l'hémorragie ou lui succèdent.

# CHAPITRE II

## OBSERVATIONS

Nous rapportons dans ce travail 27 observations recueillies en 1903, dans deux services de médecine, comprenant ensemble 300 lits environ. Ce sont uniquement des hémorragies cérébro-méningées ou méningées ayant montré, par ponction lombaire pratiquée pendant la vie du malade, un liquide céphalorachidien avec contenu hématique. Nous n'avons pas rencontré une seule hémorragie sous-arachnoïdienne avec liquide normal. Nos recherches sur les liquides hémorragiques, continuées en 1904, venant corroborer tous les faits constatés dans nos premières observations, nous avons jugé inutile de les rapporter en détail. Nous utiliserons une observation d'hémorragie sous-arachnoïdienne, publiée par MM. Letulle et Lemierre, très intéressante au point de vue de l'étude de l'hématolyse.

Ces hémorragies sont classées selon le groupement qui est exposé dans le chapitre précédent, tout en reconnaissant que ce classement n'a pas de valeur absolue pour les cas qui ont guéri et ceux dont l'autopsie n'a pu être faite. Nous avons recueilli en 1903 :

14 hémorragies cérébro-méningées (cérébro-sous-arachnoïdiennes) ;

13 hémorragies sous-arachnoïdiennes ;

0 hémorragie sous-dure-mérienne et sous-arachnoïdienne.

Nous nous proposons de montrer la guérison fréquente des hémorragies purement sous-arachnoïdiennes. Aussi, les observations se suivront dans chaque groupe, en deux variétés :

1° Les formes mortelles ;

2° Les formes curables.

## I. — HÉMORRAGIES CÉRÉBRO-MÉNINGÉES (CÉRÉBRO-SOUS-ARACHNOIDIENNES)

## A. — FORMES MORTELLES

Elles sont au nombre de 13. L'une d'elles coexistait avec une méningite fibrineuse et mérite d'être mise à part, à cause des constatations importantes faites sur le liquide céphalo-rachidien.

### Observation I.

P..., âgé de 62 ans, tonnelier, entre, le 29 décembre 1902, à l'hôpital Cochin, dans le service de M. Chauffard.

Le malade est dans le coma complet. Il a une dyspnée un peu spéciale : la respiration est pénible, bruyante, stertoreuse. L'aile droite du nez est complètement affaissée. A chaque mouvement inspiratoire, la narine droite est déprimée et la narine gauche, au contraire, se dilate. De plus, il fume la pipe du côté droit.

Les quatre membres sont rigides, notamment les avant-bras et les jambes. La contracture est un peu moindre à gauche qu'à droite, et quand on soulève les deux bras le gauche retombe le premier.

Les réflexes rotuliens sont exagérés, surtout à droite.

La sensibilité à la douleur est un peu retardée et la sensibilité au froid semble conservée : l'état comateux empêche toute constatation bien rigoureuse.

. Il n'y a pas de strabisme, pas d'inégalité pupillaire, un léger myosis des deux pupilles. Les réflexes lumineux sont conservés, quoique un peu lents.

Il y a de l'incontinence d'urine et des matières. En le sondant, on retire un peu d'urine claire contenant 9 grammes d'albumine par litre ; pas de sucre.

Le cœur est irrégulier, avec 80 pulsations, des intermittences très nettes, pas de bruit de galop.

La température = 37°,5.

Le 30 *décembre*, le malade peut prononcer quelques mots. L'aile du nez est moins flasque. La température = 37°,4.

Le 31, la torpeur cérébrale est moins profonde. La température = 37°,5 et le pouls = 85. La langue est sèche. Il existe une blépharoptose gauche. Les membres du côté gauche sont moins contracturés que du côté droit et le réflexe rotulien gauche moins fort que le droit. Le signe de Babinski se produit en extension à gauche et en flexion à droite.

Il y a 80 centigrammes d'albumine par litre d'urine.

La température = 38°,2 le soir.

Une *ponction lombaire* donne issue, en gouttes lentes, à un liquide rouge foncé, uniformément teinté dans quatre tubes. Le culot hématique, après centrifugation, est considérable. Il ne se produit pas de coagulum fibrineux.

Le 1er *janvier*, le malade a, dans la nuit, une crise épileptiforme généralisée, avec prédominance à droite. Le cœur et le pouls sont irréguliers. La température continue à s'élever et égale 38°,5 le matin, 39°,5 le soir. Il n'y a que des traces d'albumine dans l'urine.

Le 2, le coma est absolu. Le malade a eu une crise convulsive localisée à la face. Le pouls = 102 et la température 39°,5. Le malade, très dyspnéique, se cyanose et meurt à 2 heures de l'après-midi.

Une *ponction lombaire* ne donne issue qu'à quelques centimètres cubes d'un liquide plus sanglant encore qu'à la première ponction. Il ne se forme pas de coagulum fibrineux dans le tube.

Autopsie. — Sur la face interne de la dure-mère, il n'y a pas de caillots, pas d'inflammation pseudo-membraneuse, pas de pachyméningite ; mais sur presque toute la surface des deux hémisphères, notamment dans les parties latérales, le long de la scissure sylvienne, la surface est de coloration rouge noirâtre hémorragique très prononcée. Toute la base de l'encéphale est enduite d'un épais caillot sanguin et les grosses artères sont athéromateuses.

*Hémisphère gauche*. — Plaques hémorragiques rouge brunâtre occupant la partie antérieure et inférieure du lobe frontal, à cheval, pour ainsi dire, sur la scissure sylvienne et s'allongeant de bas en haut et d'avant en arrière. Les coupes ne montrent pas de foyer hémorragique.

*Hémisphère droit*. — Infiltrations sanguines beaucoup plus prononcées ; le cerveau est rouge noir dans toute la région sylvienne. A la coupe, on trouve un foyer cérébral volumineux s'ouvrant, en dedans dans les ventricules latéraux, et en dehors, dans l'espace sous-arachnoïdien.

La *moelle* ne présente rien de particulier, mais, à l'ouverture des méninges, un gros caillot sanguin s'est échappé au niveau du renflement lombaire.

Le *cœur* ne présente pas d'hypertrophie ventriculaire ; l'aorte est athéromateuse dans toute son étendue ainsi que la grande valve de la mitrale.

Il existe une symphyse pleurale des deux côtés, surtout au sommet gauche, et des tubercules crétifiés aux deux sommets.

Les *reins* sont petits, parsemés de kystes peu volumineux avec atrophie corticale très marquée, et capsule faiblement adhérente ; les lésions prédominent sur le rein droit.

Le foie pèse 1.500 grammes ; il est dur et présente des taches jaunâtres à la périphérie.

## Observation II.

G..., âgé de 50 ans, tailleur de limes, entre, le 5 janvier 1903, à l'hôpital Cochin, dans le service de M. Chauffard.

Depuis deux mois, il a eu six crises épileptiformes, caractérisées par des convulsions violentes avec écume à la bouche, sans morsure de la langue. La dernière crise vient de se produire et a duré quelques heures avant son arrivée à l'hôpital.

Le malade se plaignait depuis longtemps d'insomnie, de maux de tête fréquents, d'épistaxis dont une particulièrement abondante, il y a environ un an. Des analyses d'urine pratiquées à plusieurs reprises, dans les six derniers mois, ont décelé une albuminurie variant entre 3 et 4 grammes par litre.

On se trouve en présence d'un malade hébété, disant à peine quelques mots. La face est pâle, un peu bouffie, le regard fixe et les yeux hagards. Il a des hallucinations de la vue et le moindre mouvement l'effraie. Il est constamment agité et n'a aucune contracture.

Les réflexes tendineux sont normaux. La respiration est régulière ; on ne constate pas de rythme de Cheyne-Stokes. Il n'y a pas d'œdème des membres, ni symptômes oculaires.

Les bruits du cœur sont un peu sourds, mais on n'entend pas de bruit de galop. Dans les poumons, quelques râles sous-crépitants aux deux bases, une légère submatité au sommet gauche, en arrière. La température = 36°,9. Il rend un litre d'urine qui contient 5 grammes d'albumine, avec de nombreux cylindres cireux, colloïdes et granulo-graisseux.

Le 6 *janvier*, le malade est dans le coma, après avoir présenté une crise épileptiforme dans la nuit. On fait une saignée de 400 grammes et on injecte 400 centimètres cubes de sérum artificiel. Il rend 900 grammes d'urine contenant 9 grammes d'albumine par litre.

Le 8, nouvelle crise épileptiforme. Il reste toujours dans une torpeur marquée avec 36°,8 de température. Il présente une légère inégalité pupillaire. On lui donne une purgation et il reçoit une injection de 400 grammes de sérum.

Le 11, troisième crise épileptiforme depuis l'entrée. Le coma est de plus en plus profond avec léger stertor. L'albumine = 12 grammes. La température = 37°,3.

Une *ponction lombaire* permet de retirer un liquide également rosé dans deux tubes, s'écoulant en gouttes lentes, et présentant, après centrifugation, un petit culot hématique à peu près identique dans les deux tubes. Le liquide est légèrement jaunâtre.

*Cytologie.* — Les éléments blancs sont en grande abondance comparativement aux globules rouges. Ceux-ci sont presque tous pâles et épineux. L'équilibre cellulaire est le suivant :

| | |
|---|---|
| Lymphocytes . . . . . . . . . . . . . . | 4,50 |
| Polynucléaires. . . . . . . . . . . . . . | 93,24 |
| Grands éléments uninucléés. . . . . . . . . | 2,25 |

Le malade meurt le 12 janvier, dans le coma complet.

AUTOPSIE. — La *dure-mère* et la convexité des *hémisphères* ne présentent rien à signaler.

On trouve dans l'hémisphère gauche, à la partie interne et inférieure du lobe sphénoïdal, un foyer hémorragique gros comme une noix, communiquant avec le ventricule latéral gauche, qui contient du sang.

La *moelle* ne présente rien d'anormal.

Le *cœur* pèse 575 grammes ; il est hypertrophié et dilaté. Les orifices sont normaux.

Les *reins* ont une substance corticale très atrophiée, mais ils ne sont pas granuleux.

Le *foie* et la *rate* contiennent des concrétions calcaires de volume très variable. Il y a des adhérences pleurales très étendues.


### Observation III.

M..., cultivateur, âgé de 71 ans, est apporté, le 7 mars 1903, à l'hôpital Cochin, dans le service de M. Widal.

Le malade est dans le coma. Il est impossible de le ranimer et de le faire causer.

Il n'y a pas de déviation conjuguée de la tête et des yeux, pas de stertor, mais il existe de la flaccidité des membres du côté droit : ils retombent comme deux masses inertes, quand on les soulève au-dessus du plan du lit. Par intervalles, ces membres ont quelques mouvements brusques spontanés. Le côté gauche est contracturé. Il n'y a pas d'exagération des réflexes. Incontinence des sphincters.

Le malade meurt dans la nuit qui a suivi son entrée.

La *ponction lombaire* a donné un liquide rouge, sans coagulum fibrineux dans les tubes. Après centrifugation, le liquide est légèrement jaune. L'examen cytologique du culot hématique montre peu de globules blancs.

Autopsie. — Les grosses artères de l'encéphale sont athéromateuses.

Dans l'*hémisphère gauche* existe un foyer hémorragique, gros comme une mandarine, rempli par un caillot sanguin, ayant détruit la couche optique et envahi le troisième ventricule.

Dans l'*hémisphère droit*, le ventricule latéral contient également quelques caillots. Sur une coupe vertico-médiane du bulbe et de la protubérance, on voit la cavité du quatrième ventricule moulée par un caillot sanguin.

Il n'y a rien à signaler du côté de la *moelle*.


## Observation IV.

L...., âgé de 64 ans, est apporté, le 15 mars 1903, à l'hôpital Cochin, dans le service de M. Widal.

Le malade est dans le coma complet. Il meurt le lendemain de son entrée. La température = 40°.

Une *ponction lombaire* permet de retirer un liquide sanglant qui ne se coagule pas et présente une coloration jaune après centrifugation.

Autopsie. — La convexité des hémisphères a un aspect normal.

Dans l'*hémisphère droit*, énorme caillot sanguin ayant dilaté le ventricule latéral d'une façon considérable. Le ventricule opposé et le troisième ventricule sont remplis de sang coagulé. La cavité du quatrième ventricule est moulée par un caillot sanguin. La moelle ne présente rien de particulier.

Les artères de la base de l'encéphale sont athéromateuses.


## Observation V.

R...., journalière, âgée de 80 ans, est apportée à l'hôpital Cochin, service de M. Chauffard, le 28 août 1903.

Elle est dans le coma depuis le 25 août, jour où elle a perdu connaissance et fait une chute dans son escalier.

On raconte que la malade est sobre et n'a jamais eu de maladie antérieure. Depuis quelques jours, elle avait des hallucinations de l'ouïe.

A son entrée à l'hôpital, elle est dans le coma, et il est impossible de la faire parler. Il existe une hémiplégie complète à gauche, intéressant la face et les membres supérieur et inférieur. Les réflexes sont, de ce côté, plutôt exagérés, sans trépidation épileptoïde. Il n'y a pas de déviation conjuguée de la tête et des yeux, pas de contractures. Les pupilles sont un peu rétrécies. Du côté droit, pas de paralysie, mais le bras droit est continuellement le siège de mouvements automatiques. Le réflexe de Babinski se produit en flexion légère des deux côtés. Il n'y a pas de signe de Kernig.

La température = 38°,8. Le pouls = 120.

Incontinence d'urine et des matières fécales. Dans les urines, on trouve un peu d'albumine, pas de sucre.

Le 29, l'état comateux persiste. Le réflexe de Babinski se produit en extension du côté gauche. La température = 38°. Le pouls = 120.

Le 30, le coma s'accentue et le 31, il est absolu. La respiration est rapide et bruyante. Le signe de Kernig est toujours absent. La température s'élève à 39°,9 le matin, et 40°,5 le soir. La malade meurt le 31 au soir ; deux heures après la mort, la température est de 40°,4.

Une *ponction lombaire* a été pratiquée le 28 août, au quatrième jour de l'ictus, dans le cinquième espace :

Position couchée.

Quantité = 10 centimètres cubes, dans deux tubes.

Écoulement : gouttes lentes.

Coloration : jaunâtre très légère, dans les deux tubes.

Centrifugation = petit culot hématique de volume égal, dans les deux tubes. Le liquide conserve une coloration très légèrement jaunâtre.

Cytologie : les éléments blancs sont peu nombreux, mais en quantité anormale par rapport aux globules rouges. Ce sont surtout des lymphocytes et des grands éléments uninucléés.

Albumines : la globuline et la sérine sont peu abondantes.

Cryoscopie : Δ = — 0, 60.

Autopsie. — Après ouverture du crâne et de la dure-mère, la face externe de l'hémisphère droit se montre beaucoup plus saillante et plus pâle que celle de l'hémisphère gauche. On a une sensation de fluctuation très nette, à la palpation de cette partie saillante. Après séparation des deux hémisphères, la couche optique apparaît en saillie très prononcée sur la face interne, et, sur cette même face, se retrouve également la sensation de fluctuation.

En soulevant le corps calleux, on voit, sur le bord externe de la corne frontale du ventricule latéral droit, dans sa portion postérieure, un peu en avant du carrefour du ventricule, une toute petite déchirure de la paroi, obstruée par un caillot hémorragique et qui donne un peu de sang liquide.

L'hémisphère gauche pèse 521 grammes, et le droit, 598 grammes. Dans ce dernier, la coupe de Brissaud montre un énorme foyer hémorragique occupant presque toute la largeur de l'hémisphère. Il s'étend sur 9 centimètres de longueur, de la pointe de la corne frontale à l'extrémité de la corne occipitale du ventricule latéral qu'il côtoie et perfore au point que nous avons déjà indiqué. Les coupes frontales montrent qu'il s'étend à peu près sur toute la hauteur de l'hémisphère et atteint presque l'écorce, vers l'extrémité postérieure de la première circonvolution frontale.

Il existe des plaques d'athérome sur toutes les grosses artères cérébrales. La moelle présente un aspect normal.

Le *cœur* est de volume normal. L'aorte est athéromateuse. Il y a quelques plaques jaunâtres de pachypleurite aux sommets des deux poumons, sans tubercules dans.le parenchyme. Le *foie* et les *reins* n'ont pas d'altérations macroscopiques notables.

### Observation VI.

C..., âgée de 51 ans, est transportée, le 5 février 1903, à l'hôpital Cochin, dans le service de M. Chauffard.

La veille, elle s'est affaissée sur le sol sans perte de connaissance absolue, mais elle est devenue presque totalement aphasique.

Depuis deux ans, la malade a présenté à deux reprises des phénomènes subcomateux, avec troubles de la parole et céphalée. Ils disparaissaient en quelques jours.

A son entrée à l'hôpital, on trouve la malade dans la torpeur, pouvant balbutier quelques mots. La tête est toujours un peu déviée vers la droite. Il existe une hémiplégie droite avec participation de la face; le bras droit, soulevé, retombe inerte sur le lit.

Il existe une légère raideur de la nuque et de tout le côté droit du corps. De ce côté, les membres sont œdématiés et ont une température plus élevée que ceux du côté gauche.

Les réflexes tendineux sont exagérés et le signe de Babinski est en extension à droite.

On note de l'hypoesthésie dans la moitié droite du corps.

Il existe une légère inégalité pupillaire : la pupille droite est plus large que la gauche.

Il y a un peu de congestion aux bases pulmonaires. Au cœur, le deuxième bruit a un éclat clangoreux.

Lo pouls = 68. La température = 37°,6,

Il y a de l'incontinence d'urine, une albuminurie abondante, pas de glycosurie.

Dans les jours suivants, la malade reste toujours dans le même état de torpeur avec contractures et un peu d'agitation. La température oscille autour de 38°.

Elle meurt le 13 février, avec 38°,6 de température.

Le deuxième jour, une *ponction lombaire* donne issue à 10 centimètres cubes de liquide, qui est reçu dans deux tubes. Ce liquide est incolore, mais, après centrifugation, on voit un petit culot hématique, identique dans les deux tubes. L'examen cytologique n'a pas été pratiqué.

AUTOPSIE. — La dure-mère et la convexité des hémisphères ont un aspect normal. Les grosses artères de l'hexagone de Willis, avec les branches qui en émanent, sont très athéromateuses.

L'hémisphère droit est normal.

Sur l'hémisphère gauche, on aperçoit un petit coagulum noirâtre, à la partie postérieure de la couche optique. Il se continue avec un foyer hémorragique, gros comme une noix, détruisant une partie de la couche optique et du bras postérieur de la capsule interne. Il est rempli par un caillot sanguin noirâtre.

On a trouvé, en outre, un cœur hypertrophié (paroi du ventricule gauche à peu près double de l'état normal), avec athérome aortique. Les reins sont un peu atrophiés. Le foie et la rate sont normaux.

### Observation VII.

G..., blanchisseuse, âgée de 42 ans, entre, le 28 juin 1903, à l'hôpital Cochin, dans le service de M. Chauffard.

La malade est dans un coma presque complet. On ne peut avoir aucun renseignement sur ses antécédents et sur le début de la maladie actuelle.

Le lendemain de son entrée, on constate une flaccidité des membres gauches avec abaissement de la commissure labiale correspondante. Il y a des contractures presque permanentes, avec mouvements automatiques du membre supérieur droit. La raideur généralisée empêche la recherche du signe de Kernig.

Il existe un peu de déviation conjuguée de la tête et des yeux du côté droit. Le signe de Babinski n'est pas net, mais se produit plutôt en extension à droite. Les pupilles sont égales et régulières. La langue est sèche et fuligineuse.

Les réflexes tendineux, difficiles à rechercher, paraissent exagérés.

La sensibilité semble à peu près intacte ; il y a réaction égale à la piqûre des deux côtés.

Rien au cœur ni aux poumons.

La température = 39°,4. Le pouls = 84, avec intermittences. Les artères sont dures et sinueuses.

Il existe de la rétention d'urine. L'urine, retirée avec une sonde, contient une petite quantité d'albumine, mais pas de sucre.

Le coma s'accentue et la malade meurt le lendemain. La température = 40°,6 au moment de la mort. Deux heures après, elle égale 40°,1.

Le 29 juin, *ponction lombaire* dans le quatrième espace :

Position assise.

Quantité : 18 centimètres cubes dans trois tubes.

Écoulement : gouttes rapides.

Coloration : rosée, uniforme dans les trois tubes.

Centrifugation : culot hématique peu volumineux ; liquide légèrement jaunâtre.

Numération : globules rouges, 16.700, dont 2.188 sphériques et opaques.

Cytologie : les globules blancs sont en petite quantité comparativement aux globules rouges. Les lymphocytes sont les éléments blancs prédominants.

Albumines : la globuline et la sérine sont peu abondantes.

Sucre : la liqueur de Fehling ne donne aucune réduction.

Cryoscopie : $\Delta = -0,62$.

Pigments biliaires : la réaction de Gmelin est absente dans le liquide céphalo-rachidien et dans le sérum sanguin de la malade.

Autopsie. — La dure-mère est normale. L'arachnoïde est épaissie sur toute la convexité des hémisphères.

L'examen de l'encéphale montre un athérome marqué des artères de l'hexagone et de la convexité. Il existe une imbibition hémorragique de la grande circonférence du cervelet.

L'aqueduc de Sylvius est rempli de sang et très dilaté. La cavité du troisième ventricule est occupée par un caillot cruorique qui s'incruste dans la paroi droite de ce ventricule, ayant détruit une petite portion de la couche optique. La cavité, grosse comme une noisette environ, se prolonge en haut et en dehors mais n'atteint pas la capsule interne.

L'hémisphère gauche est normal.

Le quatrième ventricule contient un petit caillot de sang.

Il n'y a rien du côté de la moelle : pas de caillot dans le cul-de-sac lombaire, pas de congestion ni imbibition de la pie-mère et de l'arachnoïde.

## Observation VIII.

C...., âgé de 68 ans, terrassier, est apporté, le 14 juillet, dans le service de M. Widal, à l'hôpital Cochin, à 9 heures du matin.

Le malade est dans le coma. Il est tombé dans la rue, sous le coup d'un ictus brusque, il y a trois heures environ. Il vomit à quatre ou cinq reprises des matières verdâtres, et, quand on l'examine, on remarque immédiatement un degré très accentué de contracture : la tête est assez facilement mobilisable, mais la rigidité de la colonne vertébrale est très prononcée, et il est impossible de l'asseoir. Les membres supérieurs sont en demi-flexion et difficiles à mobiliser. La contracture s'atténue à certains moments pour s'exagérer à d'autres ; elle est toujours plus accentuée à droite.

Les réflexes rotuliens sont un peu plus forts qu'à l'état normal et il existe une légère trépidation épileptoïde. Le signe de Babinski se produit en extension, surtout à gauche.

Le malade agite ses membres quand on pique ses téguments.

L'œil gauche présente du strabisme interne. Il y a un peu de myosis ; pas de signe d'Argyll-Robertson.

On ne constate rien au cœur. Quelques râles sous-crépitants dans le poumon gauche. La température = 38°,3. Le pouls = 110.

Il y a de l'incontinence d'urine, pas d'albuminurie, pas de glycosurie.

Une *ponction lombaire* donne issue à un liquide céphalo-rachidien hémorragique et atténue les contractures du malade.

Le 15 *juillet*, le malade ouvre un peu les yeux et balbutie quelques mots quand on le questionne. Dans la journée, il est agité, et parle continuellement. On trouve la nuque très raide, un léger signe de Kernig, des contractures intermittentes.

La température = 37°,3 le matin, et 37°,8 le soir. Le pouls est à 100.

L'agitation diminue le lendemain 16 juillet, surtout après que l'on a pratiqué une ponction lombaire.

Le 18, le malade est inerte, dans une torpeur très accentuée. Il ne dit plus rien. On remarque que le malade agite seulement les membres droits, surtout le bras ; le côté gauche est complètement immobile, bien que les membres de ce côté ne retombent pas lourdement comme dans une paralysie flasque. On ne constate pas de déviation de la face.

La température = 37°,3. Il y a toujours de l'incontinence d'urine et des matières.

Le 19, le malade est comme soudé ; on le remue tout d'un bloc. La nuque est très raide et le signe de Kernig très accentué. Les traits du visage sont affaissés du côté gauche.

Le signe de Babinski se produit en extension à droite.

Le strabisme de l'œil gauche a disparu.

La température = 37°,4 le matin, et 38° le soir. Le pouls est à 110.

Le 21, le malade est toujours contracturé, et dans une torpeur cérébrale très marquée. Il parle constamment et prononce des paroles incohérentes, avec mouvements automatiques et agitation presque continuelle. Les réflexes tendineux sont diminués et la sensibilité très émoussée. Le signe de Babinski existe en extension à droite. La langue est sèche. La température est descendue au-dessous de 37°. Il y a de l'incontinence de l'urine et des matières fécales.

Le 23, même état comateux. On a pratiqué le 22 une ponction lombaire, et la contracture générale est moins accentuée, mais le signe de Kernig est cependant très prononcé. Le malade peut maintenir les deux membres supérieurs élevés, mais non les deux membres inférieurs qui retombent lentement sur le plan du lit. Les réflexes tendineux sont abolis. Le signe de Babinski se produit en extension, seulement à droite. Température = 37°.

Le 24, à la suite d'une ponction lombaire, le malade semble sortir de sa torpeur ; il essaie de parler et comprend certaines questions. Dans les mouvements, la parésie est moins prononcée à droite qu'à gauche.

La température = 37° le matin, et 38° le soir.

Le 25, le malade est inerte et de nouveau dans une torpeur complète. Il est couvert de sueurs. On trouve, le soir, le pouls à 120 et la température à 38°,2.

Le 27, le malade se réveille. Le pouls est à 108 ; la température = 37°,2 le matin, et 37°,8 le soir. La torpeur cérébrale diminue dans les jours suivants ainsi que la raideur musculaire.

Le 31, réapparition de l'état subcomateux et de l'agitation avec paroles incohérentes. Dans la suite, ces phénomènes s'accentuent.

Le 4 *août*, l'agitation devient de plus en plus prononcée. La contracture est très accentuée : les membres et le tronc sont rigides. Il n'y a pas d'exagération des réflexes tendineux. Le signe de Babinski se produit en extension du côté droit. On pratique une ponction lombaire le 5 août, alors que le malade était dans une torpeur extrême ; le lendemain, il est réveillé. Il existe un érythème très prononcé des régions sacrée et fessière, qui aboutit rapidement à la formation d'escarres. A partir du 6 août, le malade présente des poussées de fièvre très irrégulières, oscillant entre 37°,5 et 39°,5 et le coma s'accentue.

Il maigrit beaucoup, ne s'alimente plus et devient de plus en plus somnolent.

Le 12, le malade entre dans le coma complet : il devient insensible et est toujours couvert de sueurs. Le pouls = 132, régulier, mais faible. La respiration est superficielle et égale 28. La température = 38°,4 le matin, et 39°,4 le soir.

En outre des escarres sacrées et fessières, apparaissent des phlyctènes noirâtres au niveau des deux talons.

La bouche est constamment entr'ouverte, la muqueuse linguale desséchée, la raie vaso-motrice prononcée et persistante. Le pli cutané persiste longtemps.

Le malade meurt le 14 août, avec une température de 42°,8. Les températures prises après la mort ont donné : 41°,8 deux heures après ; 40°,4, cinq heures et demie après ; 39°, six heures et demie après.

PONCTIONS LOMBAIRES. — On a pratiqué chez ce malade neuf ponctions lombaires : le 14 juillet, au premier jour ; le 16 juillet, au 3e jour ; le 19 juillet, au 6e jour ; le 22 juillet, au 9e jour ; le 24 juillet, au 11e jour ; le 27 juillet, au 14e jour ; le 30 juillet, au 17e jour ; le 5 août, au 23e jour et le 13 août, au 31e jour de la maladie.

1° Le *premier jour*, ponction dans le cinquième espace.

Position assise.

Quantité : 20 centimètres cubes dans quatre tubes.

Écoulement : en jet, puis en gouttes rapides.

Coloration : rouge cerise, uniforme dans les quatre tubes.

Centrifugation : culot hématique assez volumineux, et au-dessus, liquide très légèrement jaune. Pas de coagulum fibrineux.

Numération : globules rouges, 154.000 par millimètre cube de liquide céphalo-rachidien, dont 2.000 sphériques et opaques. Éléments blancs = 200.

Cytologie : globules rouges bien colorés. Très rares éléments blancs.

Albumines : globuline et sérine en quantité assez abondante.

Sucre : la liqueur de Fehling ne donne aucune réduction.

Cryoscopie : $\Delta = - 0,58$.

Spectroscopie : les raies de l'oxyhémoglobine sont absentes.

Pigments biliaires : la réaction de Gmelin est négative dans le liquide céphalo-rachidien et dans le sérum sanguin.

Urobiline : il n'existe pas de fluorescence par le chlorure de zinc ammoniacal, ni dans le liquide céphalo-rachidien, ni dans les urines.

2° Le *troisième jour*, ponction dans le cinquième espace.

Position assise.

Quantité : 15 centimètres cubes, dans trois tubes.

Écoulement : en jet, puis en gouttes rapides.

Coloration : rouge cerise, uniforme dans les trois tubes.

Centrifugation : le culot hématique est moins volumineux qu'à la ponction précédente, et le liquide est très jaune.

Pas de coagulum fibrineux.

Numération : globules rouges = 130.000 dont 18.000 sphériques et opaques. Éléments blancs = 700.

Cytologie : les globules rouges se colorent bien. Équilibre des éléments blancs :

| Lymphocytes | . . . . . . . . . . . . | 39,39 |
| Polynucléaires. | . . . . . . . . . . . | 9,09 |
| Grands éléments uninucléés | , . . . . . . . | 51,50 |

Albumines : la globuline et la sérine sont en quantité assez abondante.

Sucre : la liqueur de Fehling donne une forte réduction.

Cryoscopie : $\Delta = - 0,62$.

Perméabilité : Le KI, ingéré depuis vingt-quatre heures à la dose de 2 grammes, n'est pas décelé dans le liquide céphalo-rachidien.

Spectroscopie : absence du spectre de l'oxyhémoglobine.

Pigments biliaires : la réaction de Gmelin est négative.

Urobiline : absence du spectre et de la fluorescence par le chlorure de zinc ammoniacal.

3° Le *sixième jour*, ponction dans le cinquième espace.

Position couchée.

Quantité : 20 centimètres cubes, dans quatre tubes.

Écoulement : en jet continu extrêmement rapide.

Coloration rouge jaunâtre (lavure de chair) dans les deux premiers tubes, et rouge cerise dans les deux derniers. Cette inégalité de teinte, due à l'augmentation de la quantité de sang du premier tube jusqu'au quatrième, est survenue sans mouvements du malade.

Centrifugation : le culot hématique a considérablement diminué et le liquide est rose jaunâtre. Pas de coagulum fibrineux.

Numération : globules rouges $= 21.562$ dont 6.600 sphériques et foncés. Éléments blancs $= 46$. De nombreux globules rouges sont pâles et décolorés. On voit un hémato-macrophage bourré de globules rouges.

Cytologie : les globules rouges sont en général bien colorés par l'éosine. Il y a des globules nains fortement teintés. Le pourcentage est le suivant :

| Lymphocytes | . . . . . . . . . . . . . | 2,18 |
| Polynucléaires. | . . . . . . . . . . . | 41,45 |
| Éosinophiles | . . . . . , . . . . . . | 1,09 |
| Grands éléments uninucléés. | . . . . . . . . | 51,45 |
| Hémato-macrophages | . . . . . . . . . . | 0,72 |

Les polynucléaires présentent presque tous le phénomène de la karyolyse. La plupart ont, ainsi que presque tous les éléments uninucléés, un protoplasma vacuolaire.

Albumines : la globuline est très abondante; la sérine semble diminuer.

Sucre : la liqueur de Fehling ne donne aucune réduction.

Cryoscopie : $\Delta = -0,59$.

Perméabilité : le KI, ingéré à la dose de 4 grammes par 24 heures depuis quatre jours, n'est pas décelé dans le liquide céphalo-rachidien.

Spectroscopie : les raies de l'oxyhémoglobine existent, mais sont à peine visibles.

Pigments biliaires : la réaction de Gmelin est négative.

Urobiline : elle n'est pas décelée par le chlorure de zinc ammoniacal dans le liquide céphalo-rachidien, mais il y a une fluorescence très nette dans l'urine.

4° *Le neuvième jour*, ponction dans le quatrième espace.

Position assise.

Quantité : 15 centimètres cubes, dans trois tubes.

Écoulement en gouttes rapides.

Coloration rouge jaunâtre (lavure de chair), uniforme dans les trois tubes.

Centrifugation : culot hématique, toujours en diminution. Le liquide est rose jaunâtre. Il n'y a pas de filaments fibrineux.

Numération : globules rouges = 5.280; ils sont presque tous épineux ou sphériques et opaques. Dans la numération, on ne tient pas compte de nombreux globules décolorés, pâles, dont les contours sont à peine visibles et dont certains présentent un aspect granuleux. Cellules blanches = 9.

Cytologie : Nombreux globules rouges épineux, dont le centre est souvent faiblement coloré. Il y a aussi des globules fragmentés et à contours indécis.

Équilibre cellulaire :

| | |
|---|---|
| Lymphocytes . . . . . . . . . . . . . . . . | 5,15 |
| Polynucléaires . . . . . . . . . . . . . . . | 60,08 |
| Grands éléments uninucléés. . . . . . . . . | 30,04 |
| Hémato-macrophages . . . . . . . . . . . . | 4,71 |

Les polynucléaires présentent de la karyolyse, sont remplis de vacuoles et certaines portions de leur protoplasma sont très colorées par l'éosine (surcharge hémoglobinique).

Albumines : la globuline et la sérine sont en même proportion qu'à a ponction précédente.

Sucre : Il n'y a aucune réaction par la liqueur de Fehling.

Cryoscopie : $\Delta = -0,59$.

Perméabilité : le KI, ingéré à la dose de 4 grammes depuis sept jours, n'est pas décelé dans le liquide céphalo-rachidien.

Spectroscopie : les raies de l'oxyhémoglobine sont plus nettes qu'à

Pigments biliaires : la réaction de Gmelin est négative.

5° Le *onzième jour*, ponction dans le cinquième espace.

Position couchée.

Quantité : 15 centimètres cubes, dans trois tubes.

Écoulement en gouttes rapides.

Coloration rouge jaunâtre (lavure de chair) identique dans les trois tubes. Absence de filaments fibrineux.

Centrifugation : Petit culot hématique et liquide rose jaunâtre.

Numération : globules rouges = 8.120; il y en a peu de sphériques et opaques, mais beaucoup sont pâles et décolorés. Si l'on dilue le liquide hémorragique à 1/100, avec du liquide de Marcano, les globules pâles disparaissent et de nombreux débris protoplasmiques se voient sur la lame, en même temps que le nombre des globules rouges diminue.

Ainsi, après une dilution à 1/100 on ne compte plus que 6.000 globules rouges; après une dilution à 1/200, le chiffre des globules rouges est de 2. 400. Éléments blancs = 20.

Cytologie : nombreux globules nains et épineux. Equilibre cellulaire :

Lymphocytes . . . . . . . . . . . . . . 11,65
Polynucléaires. . . . . . . . . . . . . . 77,16
Grands éléments uninucléés. . . . . . . . . 10,69
Hémato-macrophages . . . . . . . . . . . 0,57

Albumines : la globuline et la sérine restent toujours dans la même proportion que précédemment.

Sucre : il y a une forte réduction par la liqueur de Fehling.

Cryoscopie : $\Delta = -0,58$.

Perméabilité : le KI, ingéré depuis dix jours, n'est pas décelé dans le liquide céphalo-rachidien.

Spectroscopie : les raies de l'oxyhémoglobine sont très nettes.

Pigments biliaires : la réaction de Gmelin est négative.

Urobiline : elle ne peut être décelée par le chlorure de zinc ammoniacal. Mais il y a une fluorescence marquée dans les urines.

6° Le *quatorzième jour*, ponctions successives dans deux espaces : le cinquième et le troisième.

Position assise.

Quantité : 20 centimètres cubes, dans quatre tubes.

Au niveau du cinquième espace :

Écoulement en gouttes rapides.

Coloration rougeâtre, uniforme dans deux tubes.

Centrifugation : culot hématique de petit volume. La teinte rosée du liquide s'efface; il prend une coloration plus jaunâtre.

Numération : globules rouges = 6.840, presque tous sphériques et opaques. Le nombre des globules pâles a beaucoup diminué. Cellules blanches = 48.

Au niveau du troisième espace :

Écoulement en gouttes rapides.

Coloration moins rougeâtre que dans le cinquième espace, uniforme dans deux tubes.

Centrifugation : culot hématique plus petit que dans les tubes du cinquième espace. La teinte du liquide est identique.

Numération : globules rouges = 2.180, presque tous sphériques et opaques. Cellules blanches = 16.

Cytologie : à la périphérie des préparations, nombreux éléments à gros noyaux et à protoplasma énorme, déchiquetés, très mal colorés; beaucoup contiennent des corpuscules jaunes. Les polynucléaires prennent mal les colorants et présentent le phénomène de la karyolyse. On voit aussi des globules rouges géants, moins colorés par l'éosine que les globules de dimension normale. Globules nains fortement teintés par l'éosine; beaucoup sont épineux.

Lymphocytes. . . . . . . . . . . . . . . 10,13
Polynucléaires . . . . . . . . . . . . . . 10,52
Grands éléments uninucléés . . . . . . . . . 62,20
Hémato-macrophages. . . . . . . . . . . . . 8,13

Albumines : la globuline et la sérine sont en proportion plus grande qu'aux ponctions précédentes.

Sucre : il n'y a aucune réduction par la liqueur de Fehling.

Cryoscopie : $\Delta = -0,62$.

Perméabilité : le KI, ingéré à la dose de 4 grammes depuis douze jours, n'est pas décelé dans le liquide céphalo-rachidien.

Spectroscopie : les raies de l'oxyhémoglobine diminuent d'intensité.

Pigment biliaire : la réaction de Gmelin est négative.

Urobiline : elle n'est pas décelée dans le liquide céphalo-rachidien mais donne une fluorescence très nette dans l'urine.

Réaction alcaline.

7° Le *dix-septième jour*, ponction dans le troisième et le cinquième espace.

Position couchée.

Quantité : 12 centimètres cubes dans trois tubes.

Au niveau du cinquième espace :

Écoulement en gouttes lentes.

Coloration jaune rosâtre, uniforme, dans deux tubes.

Centrifugation : culot hématique minime et liquide jaune foncé.

Numération : globules rouges = 372 et cellules blanches = 19. Il y a de nombreux globules rouges décolorés : les globules numérés sont presque tous sphériques et opaques.

Au niveau du troisième espace :

Écoulement en gouttes très lentes, de 3 centimètres cubes de liquide.

Coloration plus rosée que dans le cinquième espace.

Centrifugation : liquide un peu rosé.

Cytologie : lymphocytose moyenne. Il y a aussi un grand nombre d'éléments uninucléés, très altérés, dont on ne voit que le noyau avec ses seuls filaments de nucléine.

Les globules rouges présentent presque tous le phénomène de la globulolyse. Les préparations sont ponctuées de granulations rougeâtres et certains globules présentent des sphères de dimensions variables, prenant intensément l'éosine.

Albumines : la globuline et la sérine sont toujours en quantité abondante, surtout la globuline.

Sucre : la liqueur de Fehling donne une très légère réduction.

Cryoscopie : $\Delta = - 0,63$.

Perméabilité : le KI, ingéré depuis quinze jours, n'est pas trouvé dans le liquide céphalo-rachidien.

Spectroscopie : les raies de l'oxyhémoglobine sont très peu marquées.

Urobiline : elle n'existe pas dans le liquide céphalo-rachidien, mais donne une fluorescence légère dans l'urine.

8° Le *vingt-troisième jour*, ponction dans le cinquième espace.

Position assise.

Quantité : 12 centimètres cubes, dans trois tubes.

Écoulement : en gouttes lentes.

Coloration légèrement jaunâtre, dans les trois tubes.

Centrifugation : culot hématique punctiforme.

Cytologie : on constate encore le phénomène de la globulolyse. La lymphocytose est presque pure. Les grands éléments uninucléés sont rares.

Albumines : la globuline et la sérine ont diminué beaucoup de quantité.

Sucre : la réduction par la liqueur de Fehling est légère.

Cryoscopie : $\Delta = - 0,58$.

Spectroscopie : les raies de l'oxyhémoglobine ont disparu.

Urobiline : la réaction est toujours négative dans le liquide céphalo-rachidien et la fluorescence légère dans les urines.

9° Le *trente-unième jour*, ponction dans le cinquième espace.

Position couchée.

Quantité : 4 centimètres cubes.

Écoulement en gouttes très lentes.

Coloration nulle ; limpidité parfaite.

Cytologie : globules rouges peu nombreux, la plupart dissociés et fragmentés, mais très colorés. On voit quelques gros noyaux peu colorés et quelques lymphocytes.

Sucre : Il y a une légère réduction par la liqueur de Fehling.

Urobiline : elle ne peut être décelée dans les urines.

Autopsie. — Le malade ne présente rien de particulier à signaler au niveau des organes thoraciques et abdominaux, sauf une aorte athéromateuse avec plaques jaunâtres et plaques calcaires, surtout confluentes au niveau de la convexité de la crosse et de l'origine des gros troncs artériels.

La surface externe des hémisphères cérébraux a un aspect normal. On constate des traînées d'athérome le long des grosses artères de ces hémisphères. Les coupes de l'hémisphère gauche ne présentent rien de particulier. L'hémisphère droit montre, sur la surface interne de la couche optique, une sorte de bourbillon jaune verdâtre situé au-dessous de l'habenula et représentant un foyer de destruction de la substance cérébrale, gros comme un haricot, qui s'enfonce à un centimètre et demi dans la profondeur, vers la capsule interne qu'il n'atteint pas.

Les autres parties de l'encéphale et la moelle ne montrent aucun foyer d'hémorragie ou de ramollissement.

### Observation XI.

J..., graveur, âgé de 65 ans, est apporté à l'hôpital Cochin, dans le service de M. Chauffard, le 21 août 1903.

Le malade est dans le coma. Il a eu, il y a deux ans, un ictus avec perte de connaissance, et hémiplégie droite. Depuis, il avait récupéré tous les mouvements et était bien portant.

Dans la matinée du 21 août, en s'habillant, il perd connaissance. On le transporte à l'hôpital, à 7 heures du soir. A l'examen, on constate une flaccidité des membres droits, une respiration très irrégulière du myosis. La température = 37°,2

Le 22 août, nous trouvons le malade dans le coma complet, le visage pâle, avec déviation intermittente de la tête et des yeux du côté gauche. La tête et les yeux reviennent souvent en position médiane; le myosis est très prononcé. La bouche est largement ouverte et la lèvre inférieure un peu pendante du côté gauche.

Les membres supérieur et inférieur du côté droit retombent inertes quand on les soulève. Le malade remue son bras gauche. Les réflexes rotuliens sont extrêmement faibles, surtout à droite. Le réflexe de Babinski, difficile à percevoir, se fait cependant plutôt en flexion des deux côtés. Il n'y a pas de signe de Kernig. La sensibilité, très diminuée du côté droit, est intacte à gauche.

Il y a de l'incontinence d'urine et des matières. L'urine ne contient ni albumine ni sucre.

L'haleine est fétide, sans odeur aigrelette. La déglutition est difficile.

La respiration est stertoreuse, bruyante, irrégulière. On n'entend rien au cœur ni aux poumons. La température = 36°,9 le matin et 37°,2 le soir. Le pouls est petit, mais régulier et égale 68.

Le 23, la tête est constamment déviée du côté gauche. La respiration, bruyante, irrégulière, s'arrête à certains moments. Le pouls = 64. La température = 36°,9.

Le soir, on constate toujours l'état flasque et la paralysie faciale à droite ; le malade présente des contractures intermittentes et des mouvements automatiques du côté gauche. Le signe de Babinski est en extension à gauche et en flexion à droite. Il y a toujours de l'incontinence d'urine et des matières. Le pouls = 88. La température = 37°,6.

Le 24, le coma s'accentue, la respiration est tout à fait irrégulière ; le malade présente un peu d'agitation et est couvert de sueurs.

Il meurt à 8 heures du soir avec 40°,2 de température ; deux heures après, la température = 39°,3.

*Ponction lombaire*, le 22 août, au deuxième jour de l'ictus, dans deux espaces, le cinquième et le troisième.

Position assise.

1° Au niveau du cinquième espace :

Quantité : 10 centimètres cubes, dans deux tubes.

Écoulement : en gouttes rapides.

Coloration : rouge jaunâtre dans le premier tube et rouge plus foncé dans le second.

Centrifugation : culot hématique assez volumineux. Liquide jaune. Pas de coagulum fibrineux.

Numération : globules rouges = 54.000. Cellules blanches = 800.

2° Au niveau du troisième espace :

Quantité : 8 centimètres cubes, dans deux tubes.

Écoulement en gouttes moins rapides que dans le cinquième espace.

Coloration : rouge jaunâtre, à peu près uniforme dans les deux tubes.

Centrifugation : liquide jaune.

Numération : globules rouges 18.000. Cellules blanches 500.

Cytologie : nombreux globules rouges épineux. Équilibre cellulaire :

Lymphocytes . . . . . . . . . . . . . . . . . 56,18
Polynucléaires . . . . . . . . . . . . . . . 11,23
Grands éléments uninucléés. . . . . . . . . 32,59

Albumines : la globuline et la sérine sont en petite quantité.

Sucre : la liqueur de Fehling donne une réduction légère.

Cryoscopie : $\Delta = -0,57$.

Spectroscopie : absence des raies de l'oxyhémoglobine.

Pigments biliaires : la réaction de Gmelin est négative dans le liquide céphalo-rachidien.

Urobiline : la fluorescence par le chlorure de zinc ammoniacal est nulle dans le liquide céphalo-rachidien et légère dans les urines.

Réaction alcaline.

Le 23 *août*, il y a une fluorescence légère par le chlorure de zinc ammoniacal, dans les urines.

AUTOPSIE. — Les méninges et la surface extérieure de l'encéphale ont un aspect normal. Quand on sépare les hémisphères, on trouve un caillot hémorragique remplissant le troisième ventricule. La partie interne de la couche optique gauche, surtout dans sa partie postérieure, est détruite, et les coupes de l'hémisphère montrent un foyer hémorragique de la grosseur d'une noisette, qui se prolonge en haut et en dehors, sous forme d'une traînée linéaire vers le bras postérieur de la capsule interne qu'il n'atteint pas. L'hémisphère droit est absolument normal. Le quatrième ventricule est comblé en partie par un caillot sanguin.

Toutes les artères de la base et les gros troncs qui s'en échappent montrent des plaques d'athérome.

La moelle a un aspect normal. Il n'y a rien à signaler dans les autres viscères, sauf de l'athérome aortique très marqué.

### Observation X.

G..., âgée de 54 ans, couturière, est apportée, le 3 novembre 1903, à l'hôpital Cochin, dans le service de M. Chauffard.

La malade n'est pas alcoolique et n'aurait jamais été atteinte de maladie grave. Elle n'a pas eu d'enfant, ni jamais fait de fausse couche.

En 1901, elle est frappée d'un ictus apoplectique et reste un mois environ dans le coma. A la suite, elle n'a présenté aucune paralysie, et, en particulier, pas d'hémiplégie. Elle n'avait eu qu'un peu de perte de la mémoire et une certaine difficulté dans la parole.

Le 1er *novembre* 1903, au matin, elle est prise d'un malaise. Vers 2 heures de l'après-midi, elle perd connaissance subitement et tombe. Dans la journée, elle n'a aucune crise d'épilepsie jacksonienne, mais elle frotte continuellement l'une contre l'autre les pulpes de l'index et du pouce (mouvement d'émiettement).

Le 2, elle est transportée à l'hôpital. On la trouve couchée sur le dos : le visage est coloré, le regard fixe, a une expression d'extase. Les mouvements de clignotement des paupières sont rares. Il y a une déviation conjuguée de la tête et des yeux à gauche, à peu près persistante. Les pupilles sont égales, plutôt petites et ne réagissent que très peu à la lumière. Elle peut dire, de temps à autre, quelques mots. Il existe une paralysie faciale droite très nette, mais la malade remue constamment ses membres droits ; elle projette, à chaque instant, la jambe droite hors de son lit, et agite constamment le bras.

Elle présente des mouvements continuels d'émiettement, et on a été obligé de protéger la pulpe de ses doigts pour éviter une ulcération par frottement. Elle a, en outre, une série de crises épileptiformes : une dizaine environ le premier jour. Ces crises commencent par la main droite, qui est agitée de secousses caractéristiques, se généralisent au bras droit, gagnent le bras gauche et se terminent par des secousses de la jambe droite ; la jambe gauche reste indemne. En même temps, la figure est fortement déviée vers la gauche ; la malade écume légèrement et se mord parfois la langue.

Tout le côté droit est rigide et en flexion. Le membre supérieur gauche est aussi très contracturé, mais n'est secoué par des convulsions qu'au moment de la généralisation de la crise jacksonienne. Les réflexes rotuliens sont très exagérés des deux côtés. Il existe de la trépidation épileptoïde à droite. Le réflexe de Babinski est en flexion à gauche et en extension à droite.

La raideur de la nuque est assez prononcée. Il n'y a pas de signe de Kernig.

La malade a de la rétention d'urine. Celle-ci ne contient ni sucre ni albumine.

La langue est sale et l'haleine fétide.

La température : 37°,3. Le pouls : 80.

L'état reste identique les jours suivants, mais, à partir du sixième jour, la température s'élève graduellement. Le 7 novembre, la malade est dans le coma complet. Le côté droit devient flaccide et tout mouvement disparaît. La température : 38°,7. La contracture disparaît du côté gauche. Le 8 novembre, la température atteint 39°,2. Le pouls : 101. Le neuvième jour, la température se maintient à 39°, et le 10, la malade meurt avec 41°,5 de température.

*Ponction lombaire.* — On a pratiqué trois ponctions lombaires : le 3 novembre, au troisième jour ; le 5, au cinquième jour, et le 7 novembre, au septième jour de la maladie.

1° Ponction lombaire le *troisième jour*, dans le cinquième espace :

Position assise.

Quantité : 15 centimètres cubes, dans trois tubes.

Écoulement : en jet très fort.

Coloration : rouge cerise moins prononcée dans le premier tube que dans les deux derniers.

Centrifugation : culot hématique minime. Liquide très jaune.

Numération : globules rouges, 15.800 dans le tube le moins coloré, dont 3.175 sphériques et opaques. On voit des globules pâles en assez rand nombre. Cellules blanches = 110.

Cytologie : Nombreux globules rouges peu teintés par l'éosine. Beaucoup de globules épineux. L'équilibre cellulaire est le suivant :

Lymphocytes . . . . . . . . . . . . . . . . 4
Polynucléaires. . . . . . . . . . . . . . . . 88
Eosinophiles . . . . . . . . . . . . . . . . 1
Grands éléments uninucléés . . . . . . . . . . . 6,6
Hémato-macrophages . . . . . . . . . . . . . 0,4

Sucre : la liqueur de Fehling donne une réduction assez marquée.

Spectroscopie : absence des raies de l'oxyhémoglobine.

Pigments biliaires : la réaction de Gmelin est négative.

Urobiline : elle n'existe ni dans le liquide céphalo-rachidien ni dans urine.

2° Le *cinquième jour*, ponction dans le cinquième espace.

Position assise.

Quantité : 15 centimètres cubes, dans trois tubes.

Ecoulement en gouttes lentes.

Coloration jaune rosâtre, uniforme dans les tubes.

Centrifugation : culot hématique un peu moins volumineux qu'à la ponction précédente et liquide plus jaune.

Numération : globules rouges = 6.350 ; beaucoup sont épineux ou sphériques et opaques. Cellules blanches = 19.

Cytologie : Nombreux globules peu teintés par l'éosine. Globules nains et épineux. Equilibre cellulaire :

Lymphocytes . . . . . . . . . . . . . . . . 11,30
Polynucléaires. . . . . . . . . . . . . . . . 72,60
Eosinophiles . . . . . . . . . . . . . . . . 0,34
Grands éléments uninucléés . . . . . . . . . . . 15,40
Hémato-macrophages . . . . . . . . . . . . . 0,34

Sucre : la liqueur de Fehling donne une légère réduction.

Spectroscopie : on ne voit aucune raie spectrale anormale.

Pigments biliaires : la réaction de Gmelin est négative.

Urobiline : elle est absente dans le liquide céphalo-rachidien et dans urine.

3° Le *septième jour*, ponction dans le cinquième espace.

Position assise.

Ecoulement en gouttes lentes.

Quantité : 18 centimètres cubes, dans trois tubes.

Coloration jaune très prononcée, uniforme dans les tubes.

Centrifugation : culot hématique minime.

Numération : globules rouges = 36 ; éléments blancs = 6 ; hémato-phages = 3.

Cytologie : beaucoup de globules rouges sont petits, fortement colorés par l'éosine, et quelques-uns présentent le phénomène de la globulolyse.

Equilibre cellulaire :

Lymphocytes . . . . . . . . . . . . . . . . 46,31
Polynucléaires . . . . . . . . . . . . . . . 12,70
Eosinophiles . . . . . . . . . . . . . . . . 0,81
Grands éléments uninucléés. . . . . . . . . 39,35
Hémato-macrophages . . . . . . . . . . . . 0,81

Sucre : réduction légère par la liqueur de Fehling.

Urobiline : pas de fluorescence par le chlorure de zinc ammoniacal.

AUTOPSIE. — Après incision de la dure-mère, la convexité des hémisphères apparaît normale. Les artères de la base de l'encéphale sont athéromateuses.

Quand on sépare les hémisphères cérébraux, on voit que le troisième ventricule est occupé par un caillot sanguin qui se continue dans la couche optique droite. Ce caillot comble un foyer de destruction de la couche optique, gros comme une noix, qui affleure en haut la paroi du ventricule latéral, et s'avance en dehors jusqu'au bras postérieur de la capsule interne qui limite le foyer..

La face interne de la couche optique droite est comprimée par le caillot cruorique qui occupe le troisième ventricule.

Il n'y a rien aux autres viscères, sauf un peu d'athérome aortique.

### Observation XI.

B...., mégissier, âgé de 83 ans, est apporté, le 20 mars 1903, dans le service de M. Chauffard, à l'hôpital Cochin.

Il a été frappé d'une attaque apoplectiforme dans la nuit précédente. C'est un homme d'assez forte corpulence. Il est alcoolique, surtout buveur de vin. Il y a sept, cinq et deux ans, il a contracté trois érysipèles de la face. Il souffre depuis deux ans d'une maladie de foie, sans troubles gastro-intestinaux prononcés, mais avec subictère plus accentué depuis deux mois.

Depuis sept ans, il se plaint de céphalées fréquentes. Sans aucun trouble prémonitoire, au milieu de la nuit dernière, il tombe de son lit, ne peut plus parler et est paralysé du côté droit. Le malade ne perd pas connaissance, mais il est agité et présente des secousses convulsives très fréquentes, généralisées aux membres et à la face.

Le malade a une teinte subictérique des téguments et des conjonctives. Il présente une paralysie complète du membre supérieur droit et seulement de la parésie du membre inférieur correspondant.

Les réflexes rotuliens sont exagérés à droite, normaux à gauche. Le signe de Babinski se produit en extension à droite. Le réflexe crémastérien est aboli à droite. Il persiste du côté gauche.

Il y a de l'hyperesthésie du côté droit du corps. Il n'y a pas d'inégalité pupillaire, pas de signe d'Argyll Robertson.

On ne trouve rien au cœur ni aux poumons; le foie est gros et dur.

Il y a incontinence d'urine. On trouve des traces d'albumine dans les urines et du sucre.

La température = 37°,8. Le pouls = 80.

Le 21 *mars*, le malade tombe dans une torpeur presque continue et a des vomissements abondants, verdâtres.

Le 22, le coma est complet. Le malade est inerte, couvert de sueurs. La température s'élève à 38°,7, le soir, quelques instants avant la mort. Deux heures après la mort, la température = 38°,2.

L'autopsie n'a pu être pratiquée.

*Ponction lombaire,* le 20 mars. — L'onde issue à un liquide uniformément rouge cerise dans trois tubes. La centrifugation montre un culot hématique assez volumineux et un liquide jaune. Pas de coagulum fibrineux.

Par l'examen cytologique, on voit que les globules blancs sont assez nombreux, comparativement aux globules rouges. Globules rouges épineux. Globules nains. Équilibre cellulaire :

| | |
|---|---|
| Lymphocytes . . . . . . . . . . . . . . . | 48,10 |
| Polynucléaires . . . . . . . . . . . . . . | 34,70 |
| Eosinophiles . . . . . . . . . . . . . . . | 0,74 |
| Grands éléments uninucléés . . . . . . . . . | 16,44 |

### Observation XII.

G...., 60 ans, est apportée, dans le coma complet, à l'hôpital Cochin, dans le service de M. Widal, le 6 octobre 1903.

L'ictus est survenu brusquement, sans troubles prémonitoires, deux heures auparavant.

La malade est absolument insensible et les extrémités sont froides. La sensibilité cornéenne a disparu. Tous les membres sont flasques. La face est pâle. La respiration est bruyante et stertoreuse. Le réflexe rotulien, disparu à gauche, reste très léger à droite.

La malade meurt une heure après son entrée à l'hôpital.

Une *ponction lombaire* a été pratiquée, avant la mort, dans le cinquième espace.

Position couchée.

Quantité : 15 centimètres cubes, dans trois tubes.

Écoulement en gouttes lentes.

Coloration rouge cerise, uniforme dans les trois tubes.

Centrifugation : culot hématique assez important. Liquide très légèrement jaunâtre. Pas de coagulum fibrineux.

Numération : globules rouges = 82.000, quelques-uns crénelés et même sphériques. Cellules blanches = 100.

Cytologie : Nombreux globules rouges épineux. L'équilibre cellulaire est le suivant :

|  |  |
|---|---|
| Lymphocytes | 68,90 |
| Polynucléaires | 21,95 |
| Eosinophilles | 0,60 |
| Grands éléments uninucléés | 8,53 |

Albumines : la globuline et la sérine sont assez abondantes.

Sucre : Il n'y a aucune réduction par la liqueur de Fehling.

Cryoscopie : $\Delta = -0,60$.

### RÉSUMÉ DES DOUZE OBSERVATIONS PRÉCÉDENTES

**Causes.** — Ces formes mortelles d'hémorragie cérébro-méningée ne se distinguent pas, au point de vue étiologique, des faits classiques.

Il s'agit de malades d'âge mûr ou de vieillards, atteints d'artério-sclérose plus ou moins généralisée, avec athérome des grosses artères et principalement de celles de l'encéphale. Les reins sont le plus souvent scléreux.

L'attaque apoplectique initiale est survenue ordinairement sans cause appréciable.

**Lésions.** — Une seule fois (Obs. 1) l'inondation sanguine s'est faite simultanément dans les ventricules et les espaces sous-arachnoïdiens, s'ouvrant directement dans ces derniers, par la convexité du cerveau. Dans les 9 observations suivantes, le foyer cérébral s'ouvre seulement dans les ventricules et, néanmoins, il y a eu toujours dissémination des globules rouges jusque dans le sac spinal. Mais alors les caillots sont intra-cérébraux ou intra-ventriculaires et ils y retiennent généralement la majeure partie des globules rouges.

Quand le foyer cérébral, même volumineux, présente un orifice de communication très étroit avec les ventricules, la dissémination des globules rouges est au minimum, et, dans ces cas, le liquide céphalo-rachidien, retiré par ponction lombaire, n'a pas toujours l'aspect sanguinolent (Obs. V et VI).

**Symptômes.** — L'ensemble clinique ressortit à un syndrome cérébro-méningé très complexe, dans lequel il est difficile de spécifier rigoureusement ce qui revient, d'une part, aux lésions encéphaliques, et, d'autre part, à la réaction méningée. Cependant, il est de grands symptômes, indices précieux, les uns d'une destruction cérébrale, les autres d'une inondation sous-arachnoïdienne, que nous voulons surtout mettre en évidence dans cette vue d'ensemble sur les 12 observations qui précèdent.

Nous indiquerons aussi les caractères fondamentaux du liquide céphalo-rachidien retiré par ponction lombaire.

*Coma et délire.* — Dans toutes ces formes mortelles, l'état comateux, plus ou moins profond, a persisté jusqu'à la mort. Dans quelques cas, il y a eu une légère reprise des facultés intellectuelles suivie rapidement d'une rechute dans la perte absolue de l'intelligence, de la sensibilité et de la motilité.

Il n'y a aucun rapport entre le coma et la diffusion plus ou moins grande du sang dans les espaces sous-arachnoïdiens. C'est avant tout un phénomène cérébral, influencé par l'étendue du foyer de destruction portant sur la substance nerveuse et surtout par sa localisation dans certains points à altération particulièrement nocive. Ainsi, dans 4 hémorragies de la couche optique avec inondation ventriculaire (Obs. VII, VIII, IX, X), le coma a été profond et persistant, même avec une lésion cérébrale minime. Dans un cas (Obs. VIII), la survie à l'ictus apoplectique dura un mois et le coma alternait fréquemment avec du délire, de l'agitation et de la loquacité. Pendant ce temps, le malade présentait également des signes très accentués d'irritation méningée.

*Hémiplégie.* — Le grand signe de l'hémorragie cérébrale, l'hémiplégie, est nettement signalé dans presque toutes les observations. Dans les 4 hémorragies de la couche optique, la capsule interne n'a pas présenté de lésions macroscopiques, et, cependant, les malades ont eu soit de la flaccidité, soit une atténuation de la rigidité musculaire dans les membres opposés à la lésion cérébrale. Il est vrai que si le foyer hémorragique n'a pas sectionné le faisceau pyramidal il a pu entraîner, à son niveau, de la compression ou une irrigation défectueuse.

Aux troubles de la motilité se rattache le réflexe de l'extension de l'orteil ou signe de Babinski.

*Signe de Babinski.* — Sa recherche a été faite méthodiquement, dans 8 cas, que nous diviserons en deux séries.

Dans la première (Obs. I, V, VI, XI), la destruction cérébrale était considérable et le faisceau pyramidal détruit sur une plus ou moins grande étendue (exception faite pour l'Obs. XI, dans laquelle il n'a pas été pratiqué d'autopsie) : l'extension de l'orteil est constatée très tôt, aux 3e, 5e, 2e et 1er jours après le début de l'ictus, sur le membre hémiplégié, du côté opposé à la lésion cérébrale.

La seconde série, au contraire, se caractérise par l'existence de l'extension de l'orteil du même côté que la source de l'hémorragie. Elle comprend les 4 hémorragies de la couche optique, dans lesquelles le signe de Babinski, les mouvements automatiques et le maximum des contractures se sont montrés du côté correspondant à la couche optique lésée (Obs. VII, VIII, IX, X).

*Déviation conjuguée de la tête et des yeux.* — Nous avons

noté quatre fois ce symptôme. Les malades regardaient leur lésion, dans deux cas d'hémorragie de la couche optique n'atteignant pas le faisceau pyramidal correspondant (Obs. VII et IX). La déviation existait du côté opposé à la lésion, dans deux autres hémorragies de la couche optique, s'étendant jusqu'au faisceau pyramidal correspondant (Obs. VI et X). Les yeux de ces malades présentaient en général une immobilité assez remarquable des globes oculaires et des paupières.

*Mouvements automatiques.* — Ils étaient très marqués chez 5 malades (Obs. V, VII, VIII, IX, X), particulièrement du côté commandé par l'hémisphère intact, et quelquefois incessants, surtout aux membres supérieurs. Ils ont souvent les caractères des mouvements carphologiques : il semble que le malade veuille saisir un objet imaginaire. Parfois, ce sont des mouvements d'émiettement continuels qui peuvent faire craindre l'usure de la pulpe des doigts (Obs. X).

*Convulsions.* — Des crises épileptiformes, plus ou moins généralisées, ont été constatées dans 4 cas (Obs. I, II, X et XI). Si l'on élimine celui qui présentait des phénomènes urémiques (Obs. II) et celui qui n'a pu être autopsié (Obs. XI), on voit que les crises convulsives ont débuté et prédominé en général du côté commandé par l'hémisphère sain.

*Contractures.* — Chez 8 malades, existaient des contractures caractérisées par une raideur plus ou moins généralisée. Dans les observations IV, XI, XII, le coma était très profond et en même temps la résolution musculaire complète, malgré une diffusion assez abondante des globules rouges dans les espaces sous-arachnoïdiens : ainsi, l'une d'elles montrait 82.000 hématies par millimètre cube de liquide céphalo-rachidien.

Chez 5 malades, présentant une lésion de la capsule interne (Obs. I et III) ou bien une hémorragie de la couche optique respectant le faisceau pyramidal (Obs. VIII, IX, X), les contractures ont été plus marquées du côté commandé par le faisceau pyramidal dépendant de l'hémisphère intact.

*Signe de Kernig.* — Le signe de Kernig, recherché chez 4 malades, n'a été constaté que chez un seul (Obs. VIII). Il s'agissait d'une petite lésion de la couche optique avec inondation sanguine péri-médullaire assez abondante, et c'est après être sorti du coma profond dans lequel il était plongé, au moment où la ponction lombaire nous révélait une grande activité des processus hématolytiques dans la cavité rachidienne, que nous avons constaté le signe de Kernig dans toute son intensité. Dans la suite, il a été retrouvé à plusieurs reprises et une rigidité musculaire très prononcée coexistait avec lui. C'est le cas le plus intéressant et le plus complet de ceux qui nous occupent, car la note cérébrale a persisté sous forme de torpeur pendant vingt-huit jours, et le syndrome méningé a pu se révéler par ses manifestations les plus caractérisées : les contractures et le signe de Kernig.

*Symptômes généraux.* — La température, que nous avons rarement observée aussitôt après l'ictus, évoluait, en général, autour du 37° ou de 38° et s'est toujours élevée, plus ou moins, dans les derniers jours de la maladie.

La respiration stertoreuse a été notée dans les Obs. I, II, IX, XII.

Une albuminurie abondante a été trouvée 3 fois (Obs. I, II et VI). Dans le premier cas, elle a été transitoire ; dans le second, il s'agissait d'un albuminurique d'ancienne date. La malade de l'observation VI présentait des reins scléreux.

La glycosurie a été constatée dans l'observation XI (le malade était atteint de cirrhose hépatique).

Le myosis existait chez 5 malades (Obs. I, V, VIII, XI, X), avec paresse pupillaire (Obs. I, VIII, X).

**Durée.** — La durée de la maladie a été généralement très courte et n'a pas été toujours en rapport avec l'étendue du foyer de destruction cérébrale : ainsi, dans l'observation V, avec un foyer considérable, la malade a vécu sept jours après l'ictus. Mais, dans les inondations ventriculaires massives, les dénouements ont été ordinairement plus rapides, sans doute parce que les phénomènes de compression de l'encéphale sont plus étendus et plus généralisés.

**Liquide céphalo-rachidien.** — *Pression.* — Quand la mort a été rapide, l'issue du liquide céphalo-rachidien s'est faite en gouttes, que la position soit assise ou couchée, mais les deux malades qui ont survécu le plus longtemps ont présenté, à un moment donné, l'issue en jet du liquide. L'un (Obs. VIII) est mort un mois après l'ictus apoplectique ; une assez grande quantité de globules rouges était tombée dans la cavité spinale, et le processus hématolytique qui s'ensuivit s'accompagna d'une hyperpression considérable qui disparut au fur et à mesure de la résorption sanguine. Dans l'autre cas, dont la maladie dura neuf jours, on constata également l'issue en jet du liquide ; l'hémorragie sous-arachnoïdienne n'était pas très abondante, il est vrai, mais il y avait encore, à ce moment, une hématolyse très active (Obs. X).

*Abondance de l'hémorragie.* — Le liquide céphalo-rachidien retiré du cône dural avait, dans 10 observations, un aspect sanguinolent très net. Dans 2 cas seulement, il paraissait clair à l'émission, mais la centrifugation nous a montré une quantité égale de globules rouges dans les différents tubes. Après un examen attentif, nous avons constaté une teinte un peu jaunâtre du liquide (Obs. V), avec une très légère réaction cellulaire.

*Absence de coagulum fibrineux.* — Il ne s'est jamais formé de coagulum fibrineux dans les tubes où avait été recueilli le liquide.

*Processus hématolytiques.* — Dans deux observations ils se sont montrés très intenses.

Dans l'observation VIII, le liquide est devenu rose jaunâtre,
le 6ᵉ jour, après une diminution considérable du nombre
des globules rouges (154.000 à 24.562) (fig. 2). Cependant, le 11ᵉ
jour, avec 8.120 globules rouges seulement par millimètre cube,

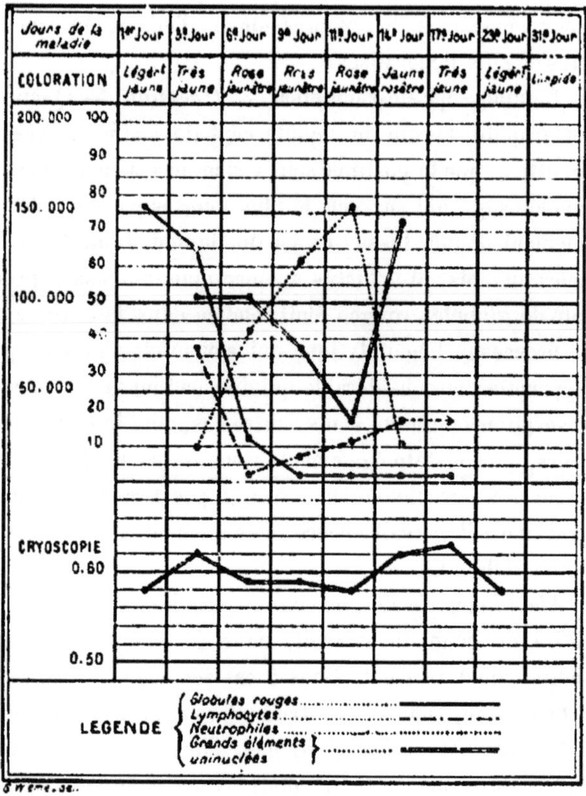



Fig. 2.

l'oxyhémoglobine est dissoute en plus grande abondance dans
le liquide. Les achromatocytes sont très nombreux. Remarquons
les réactions cellulaires : lymphocytose initiale assez marquée ;
neutrophilie progressive correspondant à l'augmentation de
l'hémoglobine dissoute, et après que la courbe des neutrophiles
s'est considérablement abaissée, disparition de la teinte rosée

et des raies de l'oxyhémoglobine. Alors le liquide reprend une
teinte jaune ; enfin, il redevient incolore et cependant il reste
quelques hématies dans le liquide céphalo-rachidien, mais elles
sont accompagnées seulement de lymphocytes. Ces hématies se
rapetissent, se dissocient, se fragmentent et prennent cepen-

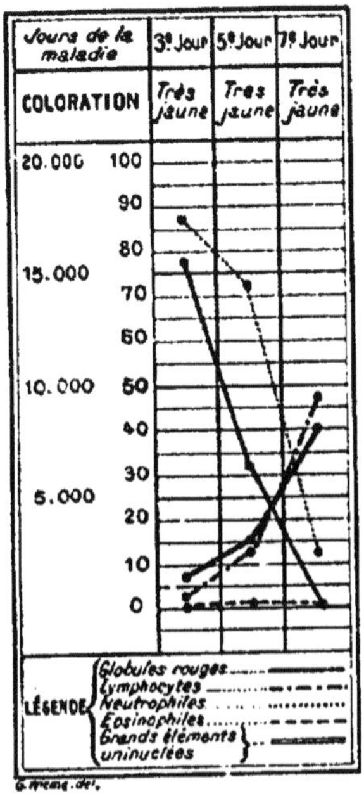

Fig. 3.

dant très vivement l'éosine. Les grands éléments uninucléés sont
moins nombreux lorsque le liquide est rosé. Pendant toute l'hématolyse le point cryoscopique s'est maintenu au voisinage de
— 0,60.

L'hématolyse était en pleine activité dans l'observation
X, au 3ᵉ jour et au 5ᵉ jour de la maladie (fig. 3). On voit
une neutrophilie prédominante et une amorce d'*éosinophilie*,
cette dernière constatée aussi chez le malade précédent au mo-

ment de l'hématolyse maxima. Le 7° jour, avec la lym
phocytose prédominante, des globules fragmentés et fortement
colorés apparaissent sur les lames.

La réaction cellulaire peut être très rapide, à la suite de l'ictus apoplectique. Deux heures après la production d'une hémorragie, elle était manifeste (Obs. XII), avec lymphocytose initiale
prédominante.

### Observation XIII.

*Méningite fibrineuse et hémorragie du mésocéphale et de l'espace
sous-arachnoïdien* (1).

F..., âgé de quatorze ans, est apporté, à l'hôpital Cochin, le 11 octobre 1903, dans le service de M. Widal.

Sa mère nous dit qu'elle a une bonne santé et a eu deux enfants ; l'un
est bien portant, et celui qu'elle nous amène n'avait jamais été malade.
Mais, il y a une quinzaine de jours, il fut pris d'une céphalée progressivement croissante et d'une torpeur de plus en plus accentuée avec fièvre
continue. On pense à une fièvre typhoïde. Bientôt, le malade ne s'alimente
plus, maigrit considérablement. L'état comateux existe depuis la veille
de l'entrée à l'hôpital ; l'insensibilité est presque complète quand nous
l'examinons.

C'est un adolescent de taille proportionnée à son âge, ne présentant pas
de déformation osseuse, ni stigmate de dégénérescence. Il est émacié ; le
ventre fortement rétracté. La respiration est superficielle et embarrassée.
De temps en temps, il a des secousses de toux qui s'accompagnent de
rejet, par la bouche, de mucosités et de salive. La langue est humide.

Les membres sont flasques. Il n'y a pas de signe de Kernig, ni raideur
de la nuque. Les réflexes rotuliens sont un peu diminués.

Les réflexes crémastérien et abdominal sont abolis. Le signe de
Babinski se produit en extension des deux côtés.

On note de l'insensibilité cornéenne et l'abolition du réflexe pupillaire
à la lumière. Les pupilles sont inégales, la pupille droite ayant à peu
près les dimensions normales, tandis que la gauche présente de la
mydriase.

La pointe du cœur bat dans le cinquième espace, un peu en dedans de
la ligne mamelonnaire et l'impulsion précordiale est forte. On sent, à la

(1) Observation publiée dans *la Gazette des hôpitaux*, le 12 novembre 1903.

pointe, un frémissement cataire, et on entend un claquement prononcé du premier bruit. Il existe un souffle diastolique très fort, en jet de vapeur, qui se prolonge tout le long du sternum.

A l'auscultation des poumons, on n'entend aucun bruit anormal.

Le pouls = 84. La température = 39°,1.

Les urines ne contiennent ni albumine, ni sucre.

Le malade meurt une heure après son arrivée à l'hôpital. La température = 38° après le décès et 37°,7, deux heures après.

PONCTIONS LOMBAIRES. — Une *première ponction* est pratiquée dans le cinquième espace.

Position assise.

Quantité : 10 centimètres cubes, dans trois tubes.

Écoulement en gouttes lentes.

Coloration rouge cerise, à peu près uniforme dans les trois tubes.

Nous pratiquons immédiatement une *seconde ponction* lombaire dans le quatrième espace.

Quantité : 10 centimètres cubes, dans trois tubes.

Écoulement en jet, puis en gouttes rapides.

Coloration rouge cerise, uniforme dans les trois tubes.

*Coagulums fibrineux.* — Après plus de vingt minutes, nous constatons dans les six tubes sanglants de petits coagulums, ayant englobé des hématies. Outre leur apparition tardive, il est indiscutable que le volume de ces coagulums fibrineux n'est pas en rapport avec la quantité de sang mélangé au liquide céphalo-rachidien.

Centrifugation : culot hématique assez volumineux. Liquide légèrement jaune.

Numération : dans le quatrième espace : globules rouges = 45.100; éléments blancs = 640. Dans le cinquième espace : globules rouges = 48.000; éléments blancs = 800. Beaucoup de globules rouges sont épineux ou sphériques et opaques.

Cytologie : les grands éléments uninucléés sont extrêmement nombreux. Il y a aussi une lymphocytose abondante. Les polynucléaires sont rares.

On ne décèle aucun microbe.

Albumines : globuline et sérine en quantité très abondante.

Sucre : la liqueur de Fehling ne donne aucune réduction.

Cryoscopie : $\Delta$ = — 0,50.

Spectroscopie : les raies de l'oxyhémoglobine sont absentes.

Urobiline : la fluorescence par le chlorure de zinc ammoniacal, négative dans le liquide céphalo-rachidien, est positive dans l'urine.

Inoculations : une souris, injectée avec 1 centimètre cube du liquide céphalo-rachidien, n'est pas morte.

Deux cobayes ont reçu 1 centimètre cube dans le péritoine: l'un des deux, tué le 7 novembre, ne présentait aucune lésion de tuberculose; l'autre, tué le 17 novembre, présentait des lésions tuberculeuses très étendues (bacilles de Koch constatés).

Ensemencements : l'ensemencement de 4 centimètres cubes de sang pris au pli du coude, dans 400 centimètres cubes d'eau peptonée, a été négatif. L'ensemencement de quelques gouttes de sang défibriné n'a donné également aucune culture.

Autopsie. — Le cœur pèse 260 grammes. Avant son ouverture, on constate une insuffisance aortique très nette, par l'épreuve de l'eau. Les trois valvules de l'aorte sont raccourcies, rétractées, et ont un bord libre extrêmement épaissi, dur au toucher. Les autres orifices sont normaux. Les poumons ne présentent rien de particulier, mais il existe un paquet de ganglions trachéo-bronchiques volumineux, présentant à la coupe de très nombreux noyaux blanchâtres, à aspect caséeux.

La foie pèse 1.230 grammes et paraît normal, ainsi que la rate, qui pèse 92 grammes, et les reins : rein gauche, 145 grammes; rein droit, 125 grammes.

Après ouverture du crâne, la dure-mère et la convexité des hémisphères ont un aspect normal. La base de l'encéphale est recouverte et cachée par une plaque de sang, véritable caillot membraniforme, qui s'épaissit au niveau de la moitié inférieure de la protubérance et du sillon bulbo-protubérantiel.

L'imbibition hémorragique se prolonge en avant sur les lobes frontaux; de chaque côté, elle fuse dans la scissure de Sylvius et dans la fente cérébrale de Bichat.

Le cervelet présente une plaque jaune verdâtre sur le vermis supérieur, ressemblant à l'exsudat fibrino-purulent, si fréquent dans cette région, des méningites tuberculeuses.

Le sang coagulé, adhérent à la base de l'encéphale, est enlevé, et dissocié en certains points; on constate qu'il enrobe des vaisseaux de moyen et de petit calibre, complètement thrombosés. Il y a des strates fibrineux sous la pie-mère : l'hémorragie est non seulement sous-arachnoïdienne, mais encore sous-pie-mérienne.

Les coupes pratiquées sur les hémisphères cérébraux montrent un aspect normal. Mais la protubérance, dont la face antérieure est comme tachetée de sang, présente dans toute sa masse de nombreux foyers hémorragiques. Parmi ces foyers, il en est deux, plus volumineux, qui affleurent le plancher du quatrième ventricule et l'aqueduc de Sylvius. Enfin, les coupes permettent de constater la présence d'un placard blanchâtre, dur, épais de 1 à 2 millimètres environ, sur toute l'étendue de la moitié supérieure de la face antérieure de la protubérance.

La moelle est extrêmement congestionnée : tous les vaisseaux pie-mériens sont fortement injectés. Les coupes de l'organe n'y montrent pas d'épanchement sanguin.

COUPES HISTOLOGIQUES. — M. Letulle a eu l'extrême obligeance de voir quelques coupes histologiques pratiquées sur la protubérance, le vermis supérieur et les valvules aortiques. Voici ce qu'il a constaté :

Sur la protubérance, la méninge est très épaissie et infiltrée d'éléments nucléaires. Dans toute l'épaisseur de la substance nerveuse, des hémorragies ont dissocié les fibres. En plusieurs points, au voisinage de la surface de la méninge, on voit comme des placards de nécrose aiguë, colorés en rose vif par l'éosine, présentant des parties mortifiées constituées par des globules rouge jaunâtre, enfermés dans une gangue conjonctive qui est rose en certains points. Certains troncs vasculaires sont atteints d'endophlébite et d'endartérite; quelques-uns sont thrombosés. On voit des cellules géantes dont la périphérie est nécrosée.

Au niveau du vermis supérieur, la méninge et les prolongements qu'elle pousse entre les circonvolutions cérébelleuses sont gorgés d'éléments cellulaires, tout petits, extrêmement serrés. Dans ces replis méningés, il y a de nombreuses gommes miliaires caséeuses. Leur centre est ramolli; il y flotte un petit nombre de noyaux, dans une substance coagulée. Quelques éléments n'ont plus de noyau. Dans quelques espaces, on trouve, au voisinage de ces gommes miliaires, des cellules géantes peu volumineuses. Plusieurs coupes colorées par le Ziehl n'ont pas montré de bacille de Koch.

Les valvules sigmoïdes ont un bord libre très épais, constitué par un bourrelet fibreux, dense, dépourvu d'éléments cellulaires et peu vasculaire. Il n'y a pas de calcification. De place en place, sur le bord de la valvule, il y a des îlots fibreux qui s'enfoncent assez profondément dans son épaisseur.

Une plaque d'aortite montre un épaississement de la paroi artérielle, avec de nombreux capillaires occupant au moins le tiers externe de la mésartère.

Les coupes des ganglions trachéo-bronchiques montrent des tubercules caséeux, avec des bacilles de Koch.

L'inoculation positive, chez un cobaye, avec le liquide céphalo-rachidien, nous engage à considérer ce cas comme une méningite tuberculeuse. Les lésions ont frappé d'une façon intensive tous les éléments de la membrane: endothélium, tissu conjonctif et vaisseaux. De là, hémorragies multiples.

## Résumé de l'observation XIII

**Liquide céphalo-rachidien.** — Le liquide céphalo-rachidien de ce malade n'a pas montré les caractères constants des liquides sanglants par ruptures vasculaires, dues à un traumatisme ou à l'artérite simple.

Il existait en même temps une méningite, et le liquide céphalo-rachidien est venu nous le prouver, avant la mort.

*Présence de coagulum fibrineux.* — Les six tubes dans lesquels nous avons recueilli du liquide céphalo-rachidien ont présenté un coagulum fibrineux. Cela ne se voit jamais dans les hémorragies vulgaires, dues, par exemple, au traumatisme, à l'athérome ou à l'artérite syphilitique. L'absence de fibrine, dans ces cas-là, constitue un caractère de haute valeur : il ne nous a jamais manqué dans nos observations d'hémorragies méningées, succédant aux causes que nous venons d'énumérer.

On pouvait supposer qu'il ferait défaut si l'hémorragie venait se superposer à une méningite avec réaction fibrineuse. Qu'une hémorragie se produise dans cet état morbide, et l'on devait voir s'unir deux symptômes ordinairement opposés : un liquide sanglant et une précipitation de fibrine. C'est ce qui a dû arriver chez notre malade. Nous pensons qu'il avait une méningite à réaction fibrineuse, ayant abouti, la veille de son entrée à l'hôpital, à l'hémorragie.

Les constatations faites à l'autopsie nous ont aidé pour faire la démonstration de cette succession morbide, en nous montrant les deux lésions, méningitique et hémorragique : la première sous forme d'épaississement et d'induration de la pie-mère, la seconde constituée par des plaques fibrineuses rougeâtres étendues sur la base de l'encéphale.

Le sang s'est donc comporté dans ce cas, comme dans l'hémorragie sous-arachnoïdienne la plus banale, et nous n'avons pas constaté un coagulum fibrineux en rapport avec l'abondance de l'hémorragie. Celle-ci, en effet, avait collecté sa fibrine dans le sac sous-arachnoïdien, et nous n'avions recueilli dans nos tubes que la fibrine, appelée dans la séreuse par l'acte inflammatoire. Or, la réaction fibrineuse n'a point été postérieure à l'hémorragie; l'hémorragie méningée simple n'a jamais créé par elle-même cette réaction, dans les cas que nous avons observés.

En dehors de la fibrine, nous signalerons aussi d'autres caractères moins importants, qui plaidaient en faveur de la méningite et que nous allons rapidement passer en revue.

*Abondance des globules blancs.* — Les globules blancs sont en très grande proportion par rapport aux globules rouges. Ainsi, nous trouvons dans le quatrième espace 600 globules blancs pour 45.100 globules rouges. C'est là un rapport absolument exceptionnel dans une hémorragie méningée vulgaire, surtout dans un cas comme celui-ci, où l'état comateux récent et la xantochromie légère nous indiquaient que l'hémorragie venait de se produire. Pour citer un exemple et bien montrer l'opposition, nous avons vu, dans l'observation VIII, au troisième jour, 700 globules blancs pour 130.000 globules rouges.

Cette abondance des globules blancs était également manifeste sur nos préparations et incompatible avec une hémorragie récente simple.

*Cryoscopie.* — Le point de congélation, dans ce cas, était à — 0,50. C'est là un fait absolument exceptionnel dans les hémorragies, sans méningite. Nous avons vu qu'elles ne donnent pas un semblable abaissement du point cryoscopique.

Nous avons recherché des microbes par l'examen direct ou par la culture, et ensemencé le sang et le liquide céphalo-rachidien. L'inoculation au cobaye a seule été positive (tuberculose expérimentale). Enfin, les ganglions trachéo-bronchiques du malade renfermaient le bacille de Koch.

## B. — FORME CURABLE

Nous n'avons recueilli qu'une seule observation d'hémorragie cérébro-méningée, avec guérison.

### Observation (1).

Ch...., journalière, âgée de trente-sept ans, entre, le 9 février 1903, à l'hôpital Cochin, dans le service de M. Chauffard.

La malade nous renseigne très mal sur ses antécédents. Elle nie, en particulier, l'alcoolisme et la syphilis. En réalité, la malade est syphilitique, et une lésion, dont la nature est indiscutable, nous l'a prouvé plus tard.

Il y a un an, sans phénomènes prémonitoires, elle aurait été frappée d'un ictus apoplectiforme brusque, caractérisé par une perte de connaissance avec hémiplégie droite et aphasie consécutives. La malade sortit lentement de son coma et conserva pendant sept mois une paralysie complète du bras droit, ainsi qu'un embarras très prononcé de la parole.

Les mouvements revinrent, mais la force musculaire était diminuée, et il existait un peu de raideur articulaire dans le membre supérieur. Depuis ce premier ictus se montre fréquemment de la céphalalgie.

Le 8 *février*, alors que la malade souffrait depuis quelques jours d'une céphalée plus persistante et plus intense qu'à l'ordinaire, elle est frappée, après un repas, d'un ictus marqué par une perte de connaissance à peu près complète et une paralysie totale des membres droits.

Le 9, jour de son entrée à l'hôpital, la malade est inerte, dans une torpeur cérébrale très marquée ; les traits du visage sont affaissés à droite, et les membres du côté correspondant sont paralysés, avec hémianesthésie du même côté. La pression du crâne est très nettement perçue par la malade et paraît très douloureuse, surtout au niveau de la région pétro-squameuse droite. Les réflexes tendineux sont normaux. Le signe de Babinski est en flexion des deux côtés.

Il y a de la rétention d'urine ; pas d'albumine. Il existe un peu de congestion aux bases des deux poumons. Le cœur est normal. La température = 37°,8. Le pouls = 90.

(1) Observation publiée avec MM. A. Chauffard et L. Boidin, in *Presse médicale*, 24 juin 1903.

Les jours suivants, la malade reste dans un état de torpeur cérébrale très accentuée : la température, qui s'était abaissée à 37° le quatrième jour de l'ictus, remonte à 38°,4 le cinquième jour, puis se maintient dans la suite autour de 37°,5. Le pouls = 86.

Il existe une contracture légère et intermittente des membres du côté droit.

Le 15, au huitième jour de la maladie, la patiente commence à se réveiller, à réagir nettement par des mouvements de défense aux pressions et aux piqûres faites sur les membres et le tronc. On ne trouve pas de signe de Kernig.

Le lendemain, elle comprend ce qu'on lui dit et se plaint surtout d'une céphalée diffuse. La jambe droite est moins inerte et la malade la soulève légèrement au-dessus du plan du lit ; le bras droit est toujours complètement paralysé. La rétention d'urine disparaît.

Enfin, peu à peu, la parole revient ; le bras droit se mobilise et elle peut porter la main sur sa tête. Puis les mouvements augmentent d'amplitude et la force revient graduellement ; la malade peut s'asseoir sur le lit.

Le 28, elle se lève. Dans la marche, elle traîne un peu la jambe droite. La malade quitte l'hôpital le 11 mars, mais il reste encore une diminution de la force musculaire du côté droit ; l'intelligence est paresseuse, la parole rare.

PONCTIONS LOMBAIRES. — On a pratiqué quatre ponctions lombaires : le 10 février, au troisième jour ; le 15 février, au huitième jour ; le 22 février, au quinzième jour, et le 8 mars, au vingt-neuvième jour de la maladie.

1° Le *troisième jour*, ponction dans le cinquième espace.

Quantité : 15 centimètres cubes, dans trois tubes.

Écoulement en jet continu.

Coloration rouge cerise, uniforme dans les trois tubes.

Centrifugation : culot hématique volumineux, ayant même hauteur dans chaque tube. Au-dessus du culot, liquide légèrement jaune ne présentant pas de coagulum fibrineux. L'examen cytologique n'est pas pratiqué.

2° Le *huitième jour*, ponction dans le cinquième espace.

Quantité : 15 centimètres cubes, dans trois tubes.

Écoulement en gouttes rapides.

Coloration jaune, uniforme dans les trois tubes.

Centrifugation : petit culot hématique dans les trois tubes. Pas de fibrine.

Cytologie : globules rouges nains, fortement colorés par l'éosine. Les éléments blancs sont assez nombreux. Il y a une lymphocytose moyenne, des grands éléments uninucléés, de rares polynucléaires, à noyau très altéré, en karyolyse.

3° Le *quinzième jour*, ponction dans le troisième espace.

Quantité : 15 centimètres cubes, dans trois tubes.

Écoulement en gouttes lentes.

Coloration légèrement jaunâtre.

Cytologie : globules rouges nains. Lymphocytose abondante. Grands éléments uninucléés, mal colorés.

4° Le *vingt-neuvième jour*, ponction dans le cinquième espace.

Écoulement en gouttes lentes.

Limpidité normale.

Cytologie : globules rouges, petits et épineux (microcytes). Lymphocytose abondante.

Le 31 août 1903, la malade revient dans le service, pour une perforation du voile du palais. A ce moment, elle donne des renseignements plus précis sur ses antécédents. Elle a eu six enfants. Le premier et le sixième sont vivants et bien portants, les quatre autres sont morts au moment de la naissance.

La malade souffre de la gorge depuis six semaines et la perforation du voile du palais est apparue peu de temps après. L'haleine est très fétide : les gencives et les parois buccales sont tuméfiées. La luette est complètement détruite, ainsi que la moitié postérieure du voile du palais. L'amygdale gauche a presque entièrement disparu, et le pilier antérieur gauche est divisé en deux bandes verticales, l'une interne, très mince, l'autre externe, accolée à la paroi bucco-pharyngée. Il n'y a pas de perforation de la cloison nasale. La voix est nasonnée.

La face interne du tibia gauche est élargie et bosselée sur une longueur de 10 centimètres environ. Au niveau du crâne, on trouve une dépression osseuse, reste probable d'une ancienne gomme, située au-dessus de la bosse frontale gauche. Il n'y a pas de chute des cheveux, ni éruption cutanée.

Du côté des yeux, on ne trouve pas le signe d'Argyll-Robertson.

Les signes de l'ancienne hémiplégie persistent. L'avant bras est en flexion sur le bras et la jambe un peu contracturée. Elle marche en fauchant. Il y a de l'exagération des réflexes, de la trépidation épileptoïde. Le signe de Babinski se produit en extension, à droite.

Le traitement mercuriel, institué dès l'entrée de la malade (un centimètre cube de biiodure en injections pendant trois jours), a provoqué une stomatite mercurielle très intense et de longue durée. La malade sort le 13 novembre, guérie de la stomatite.

Une ponction lombaire, pratiquée le 1er septembre, permet de retirer 15 centimètres cubes d'un liquide limpide. L'étude cytologique ne montre pas de lymphocytose.

### RÉSUMÉ DE L'OBSERVATION

Dans cette observation, nous avons une femme qui avait déjà, depuis un an, un passé cérébral : ictus apoplectiforme brusque avec perte de connaissance, hémiplégie droite et aphasie ; réparation incomplète des accidents avec persistance d'un embarras prononcé de la parole, de raideur articulaire dans le membre supérieur droit, de céphalalgie habituelle. C'est dans ces conditions que survient le second ictus, avec l'hémorragie sous-arachnoïdienne constatée par la ponction lombaire. Six mois après, la malade revient à l'hôpital avec une perforation syphilitique du voile du palais.

Nous ne pouvons nous empêcher de considérer tout cela comme une même série morbide, et de rapporter les phénomènes cérébraux à la même cause que la destruction du voile du palais, c'est-à-dire à la syphilis.

Le coma et la torpeur cérébrale qui succédèrent à l'ictus apoplectique ont duré huit jours. Après son réveil, l'intelligence resta toujours paresseuse, et elle conserva une hémiplégie que nous constations encore six mois après, avec des contractures.

La rigidité musculaire a été localisée au côté de l'hémiplégie, avec extension de l'orteil.

C'est la contracture hémiplégique secondaire qui nous a sollicité à ranger cette observation dans le groupe des hémorragies cérébro-méningées. On pourrait très bien admettre que la lésion cérébrale a été produite par le raptus sanguin d'une artère péri-encéphalique, en un mot que l'hémorragie a été méningo-cérébrale. Mais nous croyons que ce mécanisme de destruction cérébrale, coïncidant avec la guérison, doit être rare, et nous n'avons voulu faire rentrer dans le groupe des méningo-cérébrales que celles dont les troubles en foyer ont été passagers et dus, sans doute, plutôt à la compression qu'à la destruction.

## II. — HÉMORRAGIES PUREMENT SOUS-ARACHNOIDIENNES ET SOUS-PIE-MÉRIENNES

Nous avons observé treize cas de cette variété d'hémorragies : trois formes mortelles et dix formes curables.

## A. — FORMES MORTELLES

Elles comprennent une hémorragie par traumatisme cranien et deux hémorragies spontanées. Nous rapportons également une observation de MM. Letulle et Lemierre.

### Observation I.

B..., maçon, âgé de 50 ans, est apporté, le 30 août 1903, à l'hôpital Cochin, dans le service de M. Widal.

Le malade vient de faire une chute d'un troisième étage et est dans le coma complet : le facies est pâle, la respiration stertoreuse et tous les réflexes sont abolis. Les membres, soulevés, retombent lourdement sur le plan du lit ; à une ou deux reprises, on constate un peu de rigidité musculaire.

Il existe une bosse sanguine volumineuse au niveau du pariétal gauche et on constate une otorragie abondante du même côté.

Les extrémités sont refroidies. Le pouls est irrégulier et égale 100. Les urines sont albumineuses, mais ne contiennent pas de sucre.

Le malade meurt huit heures après l'accident.

Une *ponction lombaire* a été pratiquée dans le cinquième espace, trois heures après la chute.

Position couchée.

Écoulement en gouttes lentes.

Quantité : 20 centimètres cubes, dans quatre tubes.

Coloration : noire, uniforme, dans les quatre tubes. Il ne se produit pas de coagulum fibrineux.

Centrifugation : culot hématique énorme et liquide jaune. L'examen cytologique n'a pas été pratiqué.

Numération : globules rouges : 3,380.000. Globules blancs = 4.100. Les globules rouges ont tous l'aspect normal.

Albumine : coagulation massive par la chaleur, comparable à celle que donne le sérum sanguin.

Spectroscopie : les deux raies de l'oxyhémoglobine existent.

AUTOPSIE. — Tout le cuir chevelu est infiltré de sang, qui vient constituer l'énorme bosse située sur le pariétal gauche. Il existe, de même, plusieurs hématomes dans le tissu cellulaire des lombes, des régions cervicales et scapulaires.

Le pariétal gauche est découpé en sept ou huit fragments par de multiples traits de fractures. Quelques-uns se continuent sur la base du crâne et l'un d'eux, très visible sur le versant antérieur du rocher gauche, s'étend jusqu'à la selle turcique.

A la périphérie de la masse encéphalique, on ne constate ni écrasement, ni destruction de la substance nerveuse, mais la surface de l'arachnoïde est recouverte de sang, et les espaces sous-arachnoïdiens sont également infiltrés de sang coagulé.

La moelle baigne dans un liquide sanguinolent ; le sac spinal ne contient pas de caillots autour de la moelle, ni au milieu des nerfs de la queue de cheval.

Les coupes de l'encéphale et de la moelle ne montrent pas de foyer hémorragique. Les ventricules cérébraux ne contiennent pas de caillots.

Le cœur est hypertrophié. L'aorte est athéromateuse. Les reins sont petits et scléreux. Le foie est de volume normal, un peu dur à la coupe.

## Observation II.

D..., marbrier, âgé de 70 ans, est apporté le 3 juillet 1903, à 6 heures du soir, à l'hôpital Cochin, dans le service de M. Chauffard.

Il est dans le coma. On apprend que cet état comateux a débuté le matin même, à la suite d'un ictus brusque. Aucun autre renseignement ne peut être fourni.

L'insensibilité du malade est absolue. Il présente une raideur généralisée, surtout marquée au niveau des membres. Il est possible de l'asseoir et on ne constate pas de signe de Kernig, ni raideur de la nuque.

Il y a un myosis très prononcé, sans inégalité pupillaire.

La respiration est irrégulière : tantôt elle est difficile, profonde et bruyante, stertoreuse ; tantôt elle est plus faible et presque imperceptible. La suite de ces temps respiratoires ne présente aucune régularité.

Il y a de l'incontinence d'urine. On sonde le malade et on retire environ 80 grammes d'urine donnant une réaction albumineuse très forte, ne contenant pas de sucre.

Le pouls est bien frappé et régulier. La température 38°,6. Il n'y a rien au cœur, ni aux poumons.

Une *ponction lombaire* permet de retirer seulement 2 centimètres cubes de liquide sanglant, qui s'écoule en gouttes très lentes. Le sang se dépose dans le tube et, le lendemain matin, on ne constate pas de coagulum fibrineux. On hésitait entre le diagnostic d'urémie et celui d'hémorragie : l'absence de coagulum dans le tube fit affirmer l'hémorragie méningée.

Le malade meurt le lendemain matin, à 8 h. 30, tout à fait comateux, cyanosé, avec une respiration très pénible. La température = 38°,8 au moment de la mort.

AUTOPSIE. — Après ouverture de la dure-mère, on constate que les espaces sous-arachnoïdiens de la convexité sont infiltrés de sang, en proportion moyenne.

La base de l'encéphale est recouverte d'un caillot sanguin, formant une plaque noirâtre, étendue sur tout le mésocéphale et très épaisse au niveau de la protubérance. Elle masque le tronc basilaire, l'origine des nerfs crâniens, le chiasma optique et les grosses artères, qui sont nettement athéromateuses.

La coagulation sanguine s'insinue dans la fente cérébrale de Bichat et déborde en avant sur les circonvolutions olfactives. Un caillot sanguin est moulé dans la cavité du quatrième ventricule ; il en existe un autre sur la partie antérieure de la moelle cervicale. Ces caillots sont sus et sous-pie-mériens. Aucun d'eux n'a effondré la substance nerveuse : les coupes de l'encéphale et de la moelle ne montrent ni foyer hémorragique, ni foyer de ramollissement. On n'a pas trouvé le vaisseau dont la rupture a engendré l'hémorragie.

Il existe de gros caillots sanguins dans le cône dural, au milieu des nerfs de la queue de cheval.

Le cœur est hypertrophié et l'aorte est athéromateuse. Les reins sont petits, kystiques, avec atrophie de la substance corticale. Le foie paraît normal ; les poumons sont normaux, sauf quelques adhérences pleurales à gauche.

### Observation III (1).

D..., blanchisseuse, âgée de 70 ans, est apportée dans le coma, à l'hôpital Cochin, dans le service de M. Chauffard, le 17 septembre 1903.

On nous dit que la malade est alcoolique. Elle a eu quatre enfants : tous sont vivants et bien portants. C'est une femme d'un embonpoint notable.

Elle semblait en bonne santé, lorsque, dans la matinée du 17 septembre, on la trouva chez elle, étendue à terre, ayant perdu connaissance. Elle

---

(1) Observation publiée dans *la Gazette des hôpitaux*, le 10 décembre 1903.

porte des traces de contusion sur le visage. Pendant qu'on la transporte à l'hôpital, elle est très agitée et délire.

L'agitation persiste et la malade a tendance à rouler hors de son lit. Elle parle continuellement. C'est un délire professionnel. Nous constatons la déviation conjuguée de la tête et des yeux, du côté droit. Les membres sont presque constamment en état de contracture, surtout à gauche, et ont des mouvements automatiques fréquents. Les réflexes tendineux sont très diminués.

Le signe de Babinski est en flexion du côté gauche et en extension du côté droit.

Il y a de l'incontinence sphinctérienne. — Le pouls égale 100 et est bien frappé. La température = 37°,4.

Une ponction lombaire permet de retirer un liquide céphalo-rachidien hémorragique.

Le 19, le coma est moins accentué, mais la malade ne peut répondre aux questions qu'on lui pose. Le délire professionnel, avec la déviation de la tête à droite, les contractures intermittentes, surtout prononcées à gauche, persistent comme au jour de l'entrée. Le signe de Babinski se produit en flexion des deux côtés.

La langue est sèche. Il y a toujours une incontinence d'urine complète.

La température se maintient à 37°,4. Le pouls = 100, un peu plus faible et inégal.

Le 20 *septembre*, la température atteint 38°,1 le soir et s'élève graduellement d'une façon ininterrompue dans les jours suivants. La tête n'a plus la même tendance à se dévier vers la droite, et le signe de Babinski se produit toujours en flexion. Les contractures semblent intenses et plus généralisées ; le coma s'accentue.

Le 21, la température = 38°,3 le matin et 38°,8 le soir ; le pouls = 100 et est bien frappé. Le 22, la fièvre se maintient à 39°,4 et le pouls = 128. Le 23, la température est de 39°,8 le soir et le pouls = 128. Le 24, la malade meurt dans le coma complet, le huitième jour après le début de l'ictus. Elle se cyanose et se refroidit. Le pouls devient filiforme et extrêmement rapide, le thermomètre monte à 40°,3. Aussitôt après la mort la température est de 41°,9, et deux heures après de 41°,6.

Ponctions lombaires. — On a pratiqué quatre ponctions lombaires : le 17 septembre, au premier jour ; le 19, au troisième jour ; le 21, au cinquième jour, et le 23, au septième jour de la maladie.

1° Le *premier jour*, ponction dans le cinquième espace.

Position couchée.

Quantité : 18 centimètres cubes, dans trois tubes.

Écoulement en gouttes très lentes.

Coloration rouge foncé, uniforme dans les trois tubes.

Centrifugation : culot hématique énorme et liquide jaune un peu trouble.

Numération : globules rouges = 1.263.300 ; éléments blancs = 2.100.

Cytologie : les globules rouges ont un aspect normal. Equilibre des éléments blancs :

| | |
|---|---|
| Lymphocytes. | 15,68 |
| Polynucléaires | 52,04 |
| Grands éléments uninucléés | 31,37 |

Albumines : la globuline et la sérine sont en proportion considérable, se rapprochant de la quantité contenue dans le sérum sanguin.

Cryoscopie : $\Delta = — 0,57$.

Spectroscopie : on ne constate pas les raies de l'oxyhémoglobine.

Pigments biliaires : la réaction de Gmelin est négative dans le liquide céphalo-rachidien.

L'urobiline ne se trouve pas dans le liquide céphalo-rachidien, ni dans l'urine, par le procédé de l'alcool amylique et du chlorure de zinc ammoniacal.

Réaction alcaline.

Dans le sang, on note l'équilibre leucocytaire suivant :

| | |
|---|---|
| Polynucléaires | 65,69 |
| Mononucléaires | 31,39 |
| Lymphocytes. | 2,55 |
| Eosinophiles | 0,36 |

2° Le *troisième jour*, ponction dans le cinquième espace. Position assise.

Quantité : 18 centimètres cubes, dans trois tubes.

Coloration rouge foncé, uniforme dans les trois tubes.

Centrifugation : culot hématique énorme. Liquide jaune foncé avec léger éclat verdâtre.

Numération : globules rouges = 2.030.000 ; globules blancs = 1.000.

Cytologie : globules rouges de forme normale. Equilibre des éléments blancs :

| | |
|---|---|
| Lymphocytes. | 17,89 |
| Polynucléaires | 64,11 |
| Eosinophiles | 2,10 |
| Grands éléments uninucléés | 15,78 |

Albumines : la globuline et la sérine, encore très abondantes, semblent cependant diminuer un peu.

Sucre : la liqueur de Fehling ne donne pas de réduction.

Spectroscopie : toute la partie droite du spectre est éteinte. On aperçoit les raies de l'oxyhémoglobine, mais très légères.

Pigments biliaires : la réaction de Gmelin est extrêmement marquée dans le liquide céphalo-rachidien. Elle existe également dans le sérum du sang, mais moins prononcée que dans le liquide céphalo-rachidien. Enfin, la réaction de Gmelin est très légère dans les urines, et il y a une fluorescence légère par le chlorure de zinc ammoniacal.

3° Le *cinquième jour*, ponction dans le quatrième espace.

Position assise.

Quantité : 15 centimètres cubes dans trois tubes.

Écoulement en gouttes rapides.

Coloration rouge cerise, uniforme dans les trois tubes.

Centrifugation : le culot hématique a diminué de volume, le liquide est très jaune.

Numération : globules rouges = 517.500, dont 17.500 sphériques et opaques. On voit de nombreux débris globulaires. Éléments blancs = 400.

Cytologie : globules rouges, la plupart de forme normale. Il y en a qui sont épineux; d'autres peu colorés par l'éosine. Équilibre des éléments blancs :

| | |
|---|---:|
| Lymphocytes . . . . . . . . . . . . . . | 8,47 |
| Polynucléaires. . . . . . . . . . . . . . | 9,32 |
| Eosinophilles . . . . . . . . . . . . . . | 8,46 |
| Grands éléments uninucléés. . . . . . . . . | 72,87 |
| Hémato-macrophages . . . . . . . . . . . . | 0,81 |

Dans le sang, on note l'équilibre leucocytaire suivant :

| | |
|---|---:|
| Polynucléaires. . . . . . . . . . . . . . | 78,22 |
| Mononucléaires . . . . . . . . . . . . . . | 14,59 |
| Lymphocytes . . . . . . . . . . . . . . | 4,67 |
| Eosinophilles . . . . . . . . . . . . . . | 2,50 |

Albumines : la globuline et la sérine sont peu abondantes.

Sucre : la liqueur de Fehling donne une réduction légère.

Cryoscopie : $\Delta = - 0{,}55$.

Spectroscopie : toute la partie droite du spectre est éteinte. On ne voit pas les raies de l'oxyhémoglobine.

Pigments biliaires : la réaction de Gmelin est très nette dans le liquide céphalo-rachidien et dans le sérum sanguin. Les deux liquides ont tous deux une coloration jaune verdâtre.

Les urines montrent aussi une légère réaction de Gmelin.

Urobiline : Il existe une très légère fluorescence par le chlorure de zinc ammoniacal dans le liquide céphalo-rachidien. Dans les urines du 20 et du 21 septembre, on constate une fluorescence extrêmement marquée.

Réaction alcaline.

4° Le *septième jour*, ponction lombaire dans le cinquième espace.

Position couchée.

Quantité : 15 centimètres cubes, dans trois tubes.

Écoulement en gouttes lentes.

Coloration rouge cerise, uniforme dans les trois tubes.

Centrifugation : le culot hématique est en diminution notable. Le liquide est jaune rosâtre. Pas de coagulum, ni filaments de fibrine.

Numération : globules rouges = 450.000, dont 23.500 sphériques et opaques. On voit de nombreux débris globulaires. Éléments blancs = 700.

Cytologie : globules rouges de forme normale, en grande quantité. D'autres sont épineux. Équilibre cellulaire :

Lymphocytes . . . . . . . . . . . . . . . . . . . 15,54
Polynucléaires. . . . . . . . . . . . . . . . . . 48,73
Eosinophiles . . . . . . . . . . . . . . . . . . . 0,84
Grands éléments uninucléés. . . . . . . . . . . 34,87

Dans le sang, l'équilibre leucocytaire est le suivant :

Polynucléaires. . . . . . . . . . . . . . . . . . 72,76
Mononucléaires . . . . . . . . . . . . . . . . . 24,05
Lymphocytes . . . . . . . . . . . . . . . . . . . 1,78
Eosinophiles . . . . . . . . . . . . . . . . . . . 1,59

Albumines : la globuline et la sérine ont augmenté, relativement à la ponction précédente.

Sucre : la liqueur de Fehling ne donne pas de réduction.

Cryoscopie : $\Delta = -0,63$.

Perméabilité : on trouve le KI, donné depuis trois jours à la dose de 4 grammes par jour, dans le liquide céphalo-rachidien.

Spectroscopie : on constate les deux raies de l'oxyhémoglobine et l'extinction de la partie droite du spectre.

Pigments biliaires : la réaction de Gmelin dans le liquide céphalo-rachidien est moins prononcée qu'à la ponction précédente. Elle n'existe plus dans les urines.

Urobiline : la fluorescence est très marquée dans l'urine. Elle n'existe pas dans le liquide céphalo-rachidien.

Le huitième jour, quelques heures avant la mort, on pratique l'ense-

mencement de 4 centimètres cubes de sang dans 100 centimètres cubes
d'eau peptonée. Aucune culture microbienne ne s'est développée.

La numération globulaire du sang a donné : globules rouges = 5.680.000 ;
globules blancs = 20.000.

Autopsie. — L'encéphale montre une injection noirâtre peu prononcée des espaces sous-arachnoïdiens. On trouve deux caillots qui ont
chacun la grosseur d'une noix environ, au milieu des nerfs de la queue
de cheval.

La moelle a un aspect normal. A la base du cerveau, toutes les grosses
artères sont athéromateuses, surtout le tronc basilaire, dont le calibre
est renflé en certains points. Il y a quelques caillots membraniformes
recouvrant le sillon bulbo-protubérantiel inférieur et la protubérance.

Un caillot sanguin plus épais s'incruste dans le sillon protubérantiel
supérieur et recouvre en particulier la division du tronc basilaire et le
pédoncule cérébral gauche. On soulève délicatement ce coagulum, sans
aucune résistance, et on aperçoit à un demi-centimètre environ de l'origine de la cérébrale postérieure gauche une petite déchirure, longue de
2 à 3 millimètres, parallèle à l'axe longitudinal du vaisseau, à lèvres
amincies et festonnées. Les coupes pratiquées sur les diverses parties de
l'encéphale et sur la moelle n'ont montré dans la substance nerveuse
aucun foyer d'hémorragie ou de ramollissement.

Les viscères thoraciques et abdominaux ne présentent rien de remarquable. Le foie pèse 1 kg. 230 et a un aspect normal. La rate pèse
42 grammes et a une capsule épaissie, avec plaques cartilagineuses. Il n'y
a rien à signaler au niveau des reins. Les poumons sont un peu congestionnés au niveau des bases. Le cœur n'est pas hypertrophié ; l'aorte est
presque tout entière athéromateuse, avec nombreuses plaques calcaires
sur la crosse.

### Observation IV (1).

B..., âgée de 20 ans, domestique, entre, le 20 juillet 1903, à l'hôpital
Boucicaut, dans le service de M. Letulle.

Elle a été prise brusquement la veille, après son dîner, d'une céphalée
intense et de vomissements, bientôt suivis de perte de connaissance.

Un médecin, aussitôt appelé, la trouve dans le coma : le facies est pâle,
le pouls ralenti ; les pupilles sont normales. Puis, brusquement, la
malade est prise de convulsions cloniques, localisées au bras gauche,
avec raideur et contracture au niveau du bras droit. Elle agite constam-

(1) Observation publiée par MM. Letulle et Lamienne, à *la Société médicale
des hôpitaux*, le 25 novembre 1904.

ment la tête : la langue, projetée en dehors des arcades dentaires, est mordue à plusieurs reprises. Vers 2 heures du matin, elle est calmée par une piqûre de morphine. A ce moment, la température = 39°. Les convulsions reprennent à 4 heures du matin, puis cessent sous l'influence d'un lavement de chloral. Il y a de l'incontinence d'urine.

La malade n'a aucun antécédent pathologique. Elle est l'aînée de neuf enfants, tous vivants.

Après son entrée à l'hôpital, on la trouve dans le coma. Quand on lui parle, elle ouvre les yeux et promène un regard vague autour d'elle, puis referme les yeux aussitôt. On ne remarque pas de paralysie faciale ; les pupilles sont égales et moyennement dilatées. Il ne semble pas y avoir de paralysie oculaire.

Le membre supérieur gauche présente une certaine raideur, mais il n'est pas paralysé. Le membre supérieur droit est contracturé et semble paralysé. Au niveau des membres inférieurs, la motilité est conservée ; les réflexes rotuliens existent mais affaiblis. Il n'y a pas de trépidation épileptoïde, ni signe de Babinski.

La sensibilité est intacte partout. Lorsqu'on la pique, la malade agite les jambes et le bras gauche.

La respiration est irrégulière ; elle est superficielle, mais entrecoupée de temps à autre par de profondes inspirations. Il y a des pauses respiratoires prolongées. La température est de 38° ; le pouls = 52, bien frappé. — Le cœur et les poumons sont normaux ; les urines ne contiennent ni sucre ni albumine.

La malade ne présente aucun signe de syphilis héréditaire ou acquise. Le diagnostic clinique hésite entre l'urémie et la méningite tuberculeuse, mais la ponction lombaire donne issue à un liquide hémorragique.

Le 22 *juillet*, l'état est le même, et on constate en outre des sueurs abondantes. La température = 38°,2. Le pouls = 52. Le soir, la température égale 37° et le pouls 60.

Le 23, la malade semble reprendre connaissance ; elle répond à quelques questions. Elle projette la langue hors de la bouche quand on le lui demande d'une voix forte, puis retombe dans le coma.

Les deux membres supérieurs ne présentent plus aucune raideur. Quand on les soulève, ils retombent flasques et inertes. Des deux côtés, les réflexes du triceps et des radiaux sont abolis. Les membres inférieurs retombent inertes quand on les soulève au-dessus du plan du lit. Mais quand on pince la malade, elle fait de légers mouvements de flexion de la jambe gauche sur la cuisse.

Les réflexes patellaires sont très diminués ; pas de trépidation épileptoïde. Le signe de Babinski est en extension des deux côtés. Elle a de l'incontinence sphinctérienne.

Il n'y a pas de signe de Kernig, pas de raideur de la nuque. Il semble qu'il y ait de la déviation conjuguée de la tête et des yeux vers la gauche.

La température = 38°,6 le matin et 39° le soir. Le pouls = 84. On fait une injection hypodermique de 10 centigrammes d'huile biiodurée.

Le 24, la malade semble entendre parfois ce qu'on lui dit, et peut sortir la langue hors de la bouche. On ne remarque plus de déviation conjuguée de la tête et des yeux. Elle est complètement inerte et ne peut faire aucun mouvement, soit des membres supérieurs, soit des membres inférieurs. On ne constate pas de paralysie faciale.

Les règles ont fait leur apparition. Les urines contiennent un peu de sucre.

La température = 38°,4 et le pouls = 87. Il y a 33 respirations par minute; elle pousse de temps en temps des soupirs profonds.

On injecte 10 centigrammes de biiodure de mercure.

Le 25, la malade peut parler mieux qu'elle n'a fait jusqu'alors.

Les urines ne contiennent plus de sucre, mais un peu d'albumine.

La température = 38°. Le pouls = 62. On fait une injection de 10 centigrammes de biiodure de mercure.

Le 26, la malade a déliré toute la nuit. Elle reste dans la torpeur. La motilité est un peu revenue dans les membres supérieurs, mais on y remarque de la raideur, surtout marquée à droite.

Le membre inférieur droit est complètement flasque, le membre inférieur gauche présente un peu de raideur. Le signe de Babinski est particulièrement accentué à droite.

Une ponction lombaire est pratiquée, et la malade présente à la suite quelques secousses cloniques légères, généralisées aux quatre membres.

La température = 37°,6 le matin et 38°,6 le soir. Le pouls = 84, un peu irrégulier. On a injecté 10 centigrammes de biiodure.

Le 27, il s'est formé une escarre fessière bilatérale. Lorsqu'on déplace la malade, elle présente quelques secousses cloniques dans le bras droit.

Il n'y a rien dans les urines. La température = 37°,6 et le pouls = 99. On injecte 10 centigrammes de biiodure de mercure.

Le 28, la motilité semble plus parfaite dans les membres supérieurs. On trouve un peu de raideur du bras gauche. Il est difficile de juger de la motilité des membres inférieurs. On arrive seulement par la piqûre de la plante des pieds à provoquer un mouvement d'extension des orteils et un léger mouvement de flexion de la jambe sur la cuisse.

La malade a des sueurs très abondantes. La température = 38°,6. Le pouls = 120. La respiration est régulière. Le soir, on trouve une contracture très marquée des deux membres supérieurs. Les bras sont

collés contre le tronc, l'avant-bras fléchi sur le bras, les poings fermés. Les membres inférieurs ne sont pas contracturés, mais les orteils du pied droit sont raidis en flexion. Le gros orteil est en demi-flexion et se trouve fortement écarté des autres orteils. Il n'y a rien dans les urines.

Le 29, la malade conserve les yeux ouverts, mais elle ne prête plus aucune attention à ce qu'on lui dit.

La contracture des membres supérieurs est surtout marquée à gauche. Il y a une contracture en demi-flexion des deux membres inférieurs. Il n'y a pas de signe de Kernig. Les escarres s'agrandissent.

La température = 38°,8. Le pouls = 90.

Le 30, à 4 heures du matin, la malade se met à pousser de grands cris et des gémissements. Elle meurt une demi-heure après.

Une heure après la mort, la température 38°,4.

Autopsie. — Après l'ouverture de la dure-mère cranienne, on constate que, des deux côtés, les lobes frontaux du cerveau sont recouverts d'une couche de sang coagulé qui coiffe la convexité de ces lobes.

Au niveau de la base de l'encéphale, un caillot occupe les espaces sous-arachnoïdiens. L'émergence des nerfs craniens, les pédoncules cérébraux, la face antérieure de la protubérance et du bulbe sont complètement masqués par le caillot qui remonte sur la face postérieure des hémisphères cérébelleux. Le quatrième ventricule est rempli par un caillot moulé dans sa cavité. Au niveau de l'hémisphère droit, on remarque l'existence d'un caillot plus épais, recouvrant la face interne du lobe frontal, un peu en avant de la scissure de Sylvius; c'est là que semble être le point de départ de l'hémorragie.

Les caillots sont à la fois sus et sous-pie-mériens. Mais les coupes des hémisphères cérébraux et du cervelet ne montrent dans la pulpe nerveuse aucun foyer sanguin.

Après ouverture du canal rachidien, la dure-mère apparaît distendue et de couleur bleuâtre. On sectionne le sac dural et la moelle se montre complètement enrobée dans un caillot qui l'entoure sur toute sa hauteur et sur toute sa circonférence (Pl. I).

Des coupes perpendiculaires au grand axe de la moelle montrent que cette gaine de sang mesure en certains points un demi-centimètre d'épaisseur. Elle est limitée, à sa périphérie, par une mince membrane qui est le feuillet viscéral de l'arachnoïde. Il n'existe pas de foyer hémorragique dans la protubérance, le bulbe et la moelle.

Le cœur est sain et pèse 240 grammes. Les dimensions de l'aorte semblent relativement restreintes. Le foie est normal et pèse 1.200 grammes. Les reins sont normaux : le droit pèse 180 grammes; le gauche, 118 grammes. La rate pèse 165 grammes.

L'utérus, le vagin et la vessie sont sains. Dans l'ovaire droit, un corps jaune présente un caillot récent. L'intestin et l'estomac paraissent normaux.

PONCTIONS LOMBAIRES. — On a pratiqué chez cette malade trois ponctions lombaires : le 21 juillet, au deuxième jour ; le 23 juillet, au quatrième jour, et le 26 juillet, au septième jour de la maladie.

1° Le *deuxième jour*, ponction dans le quatrième espace.

Position assise.

Quantité : 18 centimètres cubes, dans trois tubes.

Écoulement en gouttes rapides.

Coloration rouge cerise, uniforme dans les trois tubes.

Centrifugation : culot hématique assez volumineux et liquide légèrement jaunâtre. L'étude cytologique n'a pas été pratiquée.

Numération : globules rouges = 230,000 ayant presque tous l'aspect normal. Éléments blancs = 100.

Spectroscopie : absence des raies de l'oxyhémoglobine.

2° Le *quatrième jour*, ponction dans le quatrième espace.

Position assise.

Quantité : 12 centimètres cubes, dans trois tubes.

Écoulement en gouttes rapides.

Coloration rouge cerise, uniforme dans les trois tubes.

Centrifugation : culot hématique encore volumineux. Liquide légèrement jaune.

Numération : globules rouges = 218,000, à aspect à peu près normal. Éléments blancs : 100.

Cytologie : les globules rouges sont peu altérés. L'équilibre des éléments blancs est le suivant :

| | |
|---|---:|
| Lymphocytes . . . . . . . . . . . . . . . . . . | 4,65 |
| Polynucléaires. . . . . . . . . . . . . . . . . | 88,13 |
| Éosinophiles . . . . . . . . . . . . . . . . . . | 34,88 |
| Grands éléments uninucléés. . . . . . . . . . . | 2,32 |

3° Le *septième jour*, ponction dans le troisième espace.

Position assise.

Quantité : 15 centimètres cubes, dans trois tubes.

Écoulement en gouttes lentes.

Coloration rosée, uniforme dans les trois tubes.

Centrifugation : culot hématique moins volumineux qu'aux ponctions précédentes. Le liquide est légèrement jaunâtre.

Numération : globules rouges = 18,360, presque tous sphériques et foncés. Éléments blancs = 17.

Cytologie : les globules rouges commencent à se déformer ; nombreux globules nains, nombreux globules épineux. Équilibre cellulaire :

Lymphocytes . . . . . . . . . . . . . . . . . 10,36
Polynucléaires. . . . . . . . . . . . . . . . 58,55
Éosinophiles . . . . . . . . . . . . . . . . . 1,80
Grands éléments uninucléés. . . . . . . . . . 29,27

Albumines : la globuline et la sérine sont peu abondantes.
Cryoscopie : $\Delta = -0,57$.
Réaction alcaline.

### RÉSUMÉ DES QUATRE OBSERVATIONS PRÉCÉDENTES

**Causes.** — Dans l'observation I, un traumatisme violent a entraîné des fractures multiples, et une hémorragie sous-arachnoïdienne très abondante. Dans deux cas, la rupture vasculaire s'est produite chez des sujets âgés (70 ans), au niveau d'artères malades (artérite chronique, Obs. II et III).

Le quatrième cas concerne une femme de vingt ans, chez laquelle il a été impossible de découvrir la cause de l'hémorragie.

**Lésions.** — On a trouvé, une seule fois, une rupture vasculaire, au niveau de l'artère cérébrale postérieure (Obs. III).

Dans l'observation I, la coloration noirâtre du liquide retiré par ponction lombaire devait résulter probablement de l'ouverture des sinus veineux par les fractures multiples. L'abondance des globules rouges (3.380.000 par millimètre cube), dans cette hémorragie traumatique, peut s'expliquer en partie par l'otorragie qui a permis l'écoulement du liquide céphalo-rachidien et la diffusion plus facile du sang. Des caillots volumineux ont été trouvés à la base de l'encéphale et dans le cône dural (Obs. II, III). Enfin, l'observation IV est tout à fait remarquable par l'existence de la gaine sanguine enveloppant toute la moelle.

**Symptômes.** — Malgré l'absence de grosses lésions macroscopiques de la substance nerveuse, ces hémorragies ont entraîné des troubles encéphaliques, parfois aussi caractérisés que dans les hémorragies cérébro-méningées, soit que le choc cérébral ait été très violent, ou bien que le sang se soit coagulé en feuillets épais sur le névraxe qu'il a pu ainsi comprimer et irriter.

*Troubles de l'intelligence.* — Dans l'observation II, le coma a été profond et la mort est survenue rapidement, en 48 heures environ. Une torpeur plus ou moins marquée a succédé au coma, dans nos observations III et IV, et les malades ont alors présenté de l'agitation et du délire.

*Contractures.* — On a constaté des contractures chez les quatre malades. La recherche du signe de Kernig, pratiquée dans les observations II et IV, a été négative. Dans le troisième cas, il y a eu de la déviation conjuguée de la tête et des yeux et des mouvements automatiques ; des convulsions cloniques (Obs. IV).

*Paralysies.* — On a trouvé de la parésie d'un membre avec extension de l'orteil du côté correspondant (Obs. III), mais ces phénomènes n'ont duré que deux jours. Dans l'observation IV, il semblait également y avoir des phénomènes parétiques avec concomitance du signe de Babinski des deux côtés.

*Symptômes généraux.* — La fièvre s'est élevée au moment de la période terminale (Obs. II) ou a suivi une marche très irrégulière (Obs. III et IV).

Il y a eu dissociation de la fièvre et du pouls et même ralentissement du pouls (Obs. IV); la température était au-dessus de 38°, et on trouvait seulement 50 ou 60 pulsations à la radiale.

Le rythme respiratoire était modifié dans les observations II et IV : arrêt de la respiration, avec reprises marquées par des inspirations et des expirations bruyantes. La respiration stertoreuse est notée dans les observations I et II, ainsi que le myosis.

Une albuminurie massive existait dans l'observation I. Une albuminurie et une glycosurie légères sont apparues quatre jours après l'ictus, chez la malade de l'observation IV, en même temps que des crises sudorales. Elle a présenté aussi des escarres sacrées terminales.

**Liquide céphalo-rachidien.** — *Pression.* — Il y a toujours un écoulement en gouttes, dans les quatre cas, que les malades soient assis ou couchés.

*Abondance de l'hémorragie.* — Il s'agit d'hémorragies considérables. Chez trois malades (Obs. I, II, III), la ponction lombaire a parfaitement renseigné sur l'abondance de l'hémorragie : nous avons compté 3.380.000 et 2.030.000 globules rouges par millimètre cube de liquide céphalo-rachidien (Obs. I et III). Dans l'observation II, l'aiguille a dû pénétrer dans un des caillots formés autour des nerfs de la queue de cheval, et il a été difficile d'avoir quelques gouttes de liquide.

Dans l'observation IV, l'hémorragie péri-médullaire était très abondante et cependant elle n'a montré par la ponction lombaire que 230.000 globules rouges par millimètre cube de liquide céphalo-rachidien. L'espace sous-arachnoïdien spinal était comblé en partie par un coagulum qui enrobait la moelle et retenait la majeure partie des globules rouges.

*Absence de coagulum fibrineux.* — Dans ces quatre cas, on a constaté l'absence de prises fibrineuses dans les tubes.

*Processus hématolytiques.* — Ils ont pu se manifester, dans la cavité arachnoïdo-pie-mérienne, chez la malade de l'observation III, et se sont caractérisés par la présence de pigments biliaires, avec grande abondance des éléments uninucléés, ainsi que par une réaction éosinophilique tout à fait exceptionnelle. La résorption et la destruction hématiques avaient amené, du troisième au cinquième jour, une diminution considérable des globules rouges (2.030.000 à 517.500) (fig. 4). Après le passage des éosinophiles dans la méninge (cinquième jour), le nombre des hématies diminue seulement, du cinquième au septième jour, de 517.500 à

450.000. Il y a eu aussi perméabilité méningée à l'iodure de potassium. Dans l'observation IV, même éosinophilie méningée encore plus abondante et plus hâtive (constatée le quatrième jour) : or, le liquide céphalo-rachidien est resté toujours légèrement

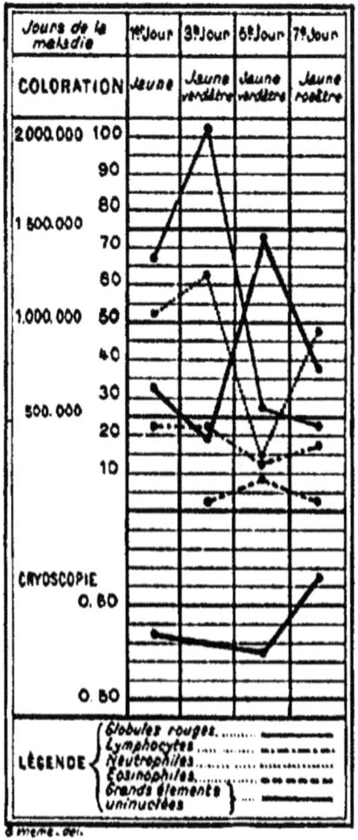



Fig. 4.

jaune, jusqu'au septième jour, date de la dernière ponction (fig. 5). Cependant, du quatrième au septième jour, les globules rouges ont diminué de 218.000 à 18.360. La différence a été sans doute emportée hors du sac spinal : détruite sur place, la coloration du liquide céphalo-rachidien se serait beaucoup modifiée.

**Durée.** — Si l'évolution a été rapide dans les deux premiers

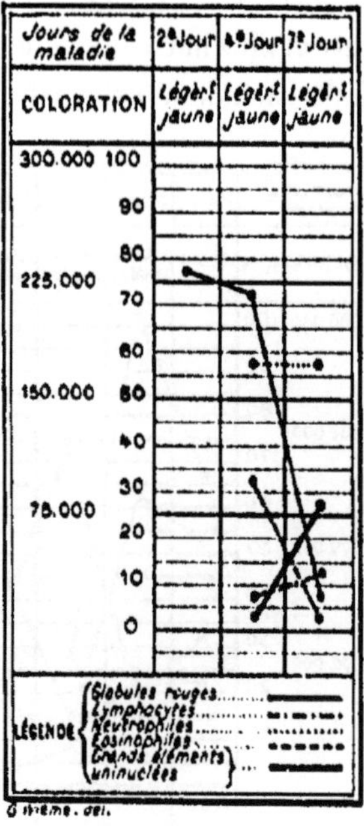


Fig. 5.

cas, les deux dernières malades ont vécu huit et dix jours, malgré
une hémorragie très abondante.

## B. — FORMES CURABLES

Elles sont au nombre de dix: quatre traumatiques et six
spontanées.

### Observation I.

Th .., décambreur, âgé de 27 ans, entre, le 28 mai 1903, à l'hôpital
Cochin, dans le service de M. Widal.

Son père est mort d'une affection respiratoire indéterminée. Sa mère,
âgée de 62 ans, est bien portante : elle a eu 21 grossesses, dont une

fausse couche de 4 mois. Cinq enfants sont morts de variole en 1870 ; neuf autres sont morts avant l'âge de deux ans, de maladies indéterminées. Le malade, qui est le quinzième enfant, a trois sœurs et un frère bien portants.

A l'âge de 25 ans, il présente à trois reprises, à la suite de contrariétés, des crises nerveuses s'accompagnant de chute brusque avec perte de connaissance, convulsions, écume à la bouche.

L'alcoolisme est assez accusé. Il ne porte pas de stigmate de syphilis.

Le 23 mai, vers 11 heures du soir, le malade, se trouvant en état d'ivresse, reçoit au cours d'une querelle des coups de pied sur la tête. Il est jeté à terre, est étourdi, mais peut rentrer chez lui. A son arrivée, il se plaint de céphalée ; il devient somnolent et délire.

Le 24, il expectore quelques mucosités sanglantes ; il vomit les aliments qu'il prend dans la journée.

Le 25, il se plaint de céphalée, avec sensation d'élancement dans les régions temporales et sifflement dans les oreilles. On est surpris de lui voir tenir à une ou deux reprises des propos incohérents. Il présente un état d'excitation anormale et délire pendant la nuit.

Le 28, la céphalée et l'excitation mentale persistent. On amène le malade à l'hôpital. La température = 37°,8.

Le lendemain 29, le malade est assis sur son lit avec toute l'apparence d'un homme bien portant. Interrogé sur l'endroit où il se trouve, il répond qu'il est chez lui. Il s'agite, a des mouvements brusques, la parole haute, et dit qu'il n'est pas malade.

Le crâne présente, sur la partie la plus saillante de la bosse pariétale gauche, une petite coupure du cuir chevelu, ayant 2 centimètres environ de longueur et intéressant à peine le derme. La cicatrisation est commencée et il n'y a pas de douleur à la percussion du crâne. Il n'existe pas de dépression dans cette région. On remarque que la joue gauche est un peu tuméfiée, et bien que le pli naso-génien soit un peu effacé de ce côté, il n'y a pas de signes nets de paralysie faciale. On ne constate pas d'ecchymoses, ni épistaxis, ni otorragie.

Il n'existe aucun trouble moteur du côté des membres. Les réflexes rotuliens sont très diminués. Le signe de Babinski est en flexion des deux côtés.

La sensibilité est intacte.

Il y a une légère inégalité pupillaire : la pupille gauche est plus large que la droite. Il n'y a pas de signe d'Argyll-Robertson, mais de la danse pupillaire après action de la lumière.

On ne trouve pas de signe de Kernig, pas de trismus, ni de raideur de la nuque. On produit une raie vaso-motrice très nette et on voit des alternatives de rougeur et de pâleur.

Les autres organes sont normaux; les artères radiales sont souples. La température = 37°,2 et le pouls = 80, régulier.

Le 30 *mai*, le malade s'est brusquement réveillé dans la nuit et voulait s'en aller en emportant son lit.

Une ponction lombaire donne issue à un liquide uniformément sanglant dans trois tubes. La température = 37°. Pouls = 96.

Le 1er *juin*, le malade se lève toute la journée et ne présente rien de particulier. Il se plaint uniquement de bourdonnements et de sifflements dans les oreilles. Il ne délire pas, sait parfaitement où il se trouve, mais présente un peu d'excitation mentale.

La marche est normale, ne s'accompagne pas de vertiges. Le signe de Kernig est toujours absent.

L'inégalité pupillaire persiste.

Dans les jours suivants, on ne note rien de particulier. Le malade reste levé toute la journée et marche sans difficulté. La température est toujours à 37°.

A partir du 14 juin, il ne se plaint plus de bourdonnements d'oreille, et le 22 juin, jour de sa sortie, il présente la même inégalité pupillaire qu'à son entrée à l'hôpital.

PONCTIONS LOMBAIRES. — On a pratiqué, chez ce malade, trois ponctions lombaires : le 30 mai au septième jour ; le 4 juin, au douzième jour, et le 12 juin, au vingtième jour de la maladie.

1° Le *septième jour*, ponction lombaire dans le cinquième espace.

Position assise.

Écoulement en jet continu.

Quantité : 20 centimètres cubes, dans trois tubes.

Coloration jaune rosâtre, uniforme dans les trois tubes.

Centrifugation : culot hématique assez abondant. Liquide jaune.

Albumines : la globuline et la sérine sont assez abondantes.

Spectroscopie : on ne constate pas les raies de l'oxyhémoglobine, ni la réaction bleue par la teinture de gaïac et l'eau oxygénée.

2° Le *douzième jour*, ponction lombaire dans le cinquième espace.

Position couchée.

Écoulement : en jet, puis en gouttes rapides.

Quantité : 12 centimètres cubes, dans trois tubes.

Coloration : légèrement jaune.

Centrifugation : culot hématique minime.

Cytologie : globules rouges nains, épineux, bien colorés. Les globules peu colorés sont en plus petit nombre. Lymphocytes assez nombreux. Grands éléments uninucléés, mal colorés. Polynucléaires très rares.

Albumines : la globuline et la sérine semblent diminuer.

Spectroscopie : on ne constate pas les raies de l'oxyhémoglobine,

Perméabilité : le KI, ingéré à la dose de 4 grammes depuis quatre jours, ne se trouve pas dans le liquide céphalo-rachidien.

3° Le *vingtième jour*, ponction dans le cinquième espace.

Position assise.

Écoulement en gouttes lentes.

Quantité : 12 centimètres cubes, dans trois tubes.

Coloration : léger reflet jaunâtre.

Cytologie : quelques polynucléaires. Lymphocytes assez nombreux et plus rares éléments uninucléés, mal colorés. Globules rouges peu abondants, les uns petits et bien teintés, les autres plus grands et mal colorés.

Albumines : la globuline et la sérine sont un peu moins abondantes.

Perméabilité : le KI, ingéré depuis douze jours, n'est pas trouvé dans le liquide céphalo-rachidien.


### Observation II.

P..., chiffonnier, âgé de 18 ans, entre, le 2 juillet 1903, à l'hôpital Cochin, dans le service de M. Widal.

Le malade, qui ne présente rien de particulier à signaler dans ses antécédents héréditaires et personnels, est tombé d'une charrette, sur le crâne et l'épaule gauche. Il a perdu connaissance pendant une heure environ et a été amené à l'hôpital.

À son entrée, on constate une petite plaie du cuir chevelu, de 2 centimètres de longueur environ, située au-dessus du sourcil droit, et quelques érosions superficielles dans la région scapulaire gauche postérieure. Le malade est un peu prostré, mais il revient rapidement à l'état normal.

Il ne présente aucun symptôme, sauf un peu de céphalée. Pas de contractures ni signe de Kernig. La température = 37°. Le pouls est lent ; on compte 48 pulsations à la minute. Le malade ignore s'il avait le pouls lent, avant cet accident.

Le 5 *juillet*, une ponction lombaire permet de constater une hémorragie méningée. La température = 37°,5. Pouls = 48.

Le 6 *juillet*, on trouve toujours le pouls à 48, et très nettement dicrote. La céphalée a disparu.

Dans les jours suivants, on trouve tous les matins le pouls oscillant entre 48 et 52 pulsations, et cela malgré qu'on lasse marcher le malade pendant quelques instants ; le soir, le malade étant levé depuis deux ou trois heures, on constate que le pouls oscille entre 100 et 108 pulsations. La température = 37°.

Il quitte l'hôpital le 11 juillet.

PONCTIONS LOMBAIRES. — On a pratiqué deux ponctions lombaires : le 5 juillet, au quatrième jour, et le 11 juillet, au dixième jour de la maladie.

1° Le *quatrième jour*, ponction lombaire dans le quatrième espace. Position assise.

Quantité : 15 centimètres cubes, dans trois tubes.

Ecoulement : en jet, puis en gouttes rapides. Coloration rosée.

Centrifugation : culot hématique très petit, et liquide présentant une teinte légèrement jaunâtre.

Numération : globules rouges = 1.538, dont 1.500 sphériques et opaques. Eléments blancs = 6.

Cytologie : nombreux globules rouges, épineux et bien teintés. Equilibre cellulaire :

| | |
|---|---:|
| Lymphocytes . . . . . . . . . . . . . . . | 47,77 |
| Polynucléaires. . . . . . . . . . . . . . | 16,78 |
| Grands éléments uninucléés. . . . . . . . . | 35,44 |

Cryoscopie : Δ = — 0,58.

2° Le *dixième jour*, ponction dans le cinquième espace. Position assise.

Quantité : 15 centimètres cubes, dans trois tubes.

Ecoulement en gouttes rapides.

Coloration légèrement jaunâtre.

Centrifugation : culot hématique punctiforme.

Cytologie : lymphocytes. Globules rouges nains et bien colorés. Globules peu colorés en grand nombre.

Cryoscopie : Δ = — 0,58.

Albumines : la globuline et la sérine sont assez abondantes.

### Observation III.

G.... âgé de 40 ans, corroyeur, est apporté, le 13 juillet 1902, à l'hôpital Cochin, dans le service de M. Widal. Il vient de faire une chute d'un omnibus et a perdu connaissance.

La mère du malade est morte de tuberculose pulmonaire ; il a eu deux sœurs mortes de la même maladie et a un frère bien portant. Il a eu la variole, la fièvre typhoïde et a contracté la syphilis en 1874. Sa femme a fait quatre fausses couches sur cinq grossesses. Le malade, en outre, est alcoolique. Il a des étouffements nocturnes fréquents depuis deux ou trois ans, et des étourdissements le matin quand il est levé, surtout depuis un an. Il a une insuffisance aortique.

Nous trouvons le malade somnolent, mais il peut répondre à nos questions. Il existe de la céphalée, et la région occipito-pariétale est très douloureuse à la pression, surtout vers la suture pariéto-occipitale. On ne constate pas d'ecchymoses, ni otorragie, et pas de trouble auditif.

Il existe une raideur de tous les muscles du corps, surtout nette aux membres et au cou. L'avant-bras gauche est constamment en légère flexion et présente de la contracture intermittente : le bras gauche est parésié. La face n'est pas déviée. Il existe un signe de Kernig très net. Les réflexes tendineux sont normaux, sauf aux membres supérieurs où ils sont un peu accentués. Le signe de Babinski est en flexion des deux côtés.

Il n'existe pas de trouble de la sensibilité générale. On ne constate rien au niveau des yeux. La langue est rouge et sèche; il n'y a pas de vomissements.

Le malade se plaint d'une vive douleur dans le côté droit du thorax. La respiration est superficielle, mais de fréquence normale. A l'auscultation, on constate des râles sous-crépitants disséminés.

Le pouls, régulier, bondissant et dépressible = 101. Il y a du battement des vaisseaux du cou, et les temporales sont dures et flexueuses. La pointe du cœur bat dans le sixième espace. Il existe un souffle diastolique à l'orifice aortique, un pouls capillaire et un double souffle crural.

La température = 37°, 8. Il y a de l'incontinence d'urine. Ni sucre, ni albumine.

Une ponction lombaire permet de constater l'existence d'une hémorragie méningée.

Dans la soirée, au moment où le malade essayait de se lever, Il tombe brusquement avec des convulsions, généralisées à tous les membres, qui durent deux à trois minutes. La face est congestionnée et la langue mordue à gauche, près de la pointe. Après cette crise, on constate que le bras gauche seul, soulevé, retombe lourdement sur le lit. Le signe de Babinski est en flexion des deux côtés.

A partir du 15 *juillet*, le malade délire d'une façon intermittente. Il est surtout agité la nuit et veut continuellement se lever. Il ignore où il se trouve, ne se souvient plus de son accident et ne répond aux questions posées que par des paroles incohérentes. Il se plaint toujours du côté droit de la poitrine. Le pouls monte à 120 et la température à 40 ,2. Le lendemain, la température descend à 30°,8.

Le 17 *juillet*, la douleur thoracique s'est atténuée, mais on trouve, à la partie moyenne du poumon correspondant, de la matité avec une respiration soufflante et des râles sous-crépitants.

La contracture intermittente de l'avant-bras droit est peu marquée.

La respiration égale = 30. Le pouls = 76. La température = 38° le matin et 38°,4 le soir.

Les jours suivants, pendant que l'obnubilation intellectuelle ne se modifie pas, les autres signes s'atténuent et le 20 juillet, on ne constate plus dans le poumon droit que quelques râles sous-crépitants. La température est descendue à 37° et se maintient autour de ce chiffre jusqu'à la sortie du malade,

Le 25, le signe de Kernig existe toujours et ne disparaît que le 30. Les réflexes tendineux sont un peu exagérés. Les réflexes cutanés des deux côtés sont normaux. Le signe de Babinski se produit en flexion des deux côtés. L'état psychique s'améliore dans les premiers jours du mois d'août. La force musculaire revient lentement dans le bras gauche et, lorsque le malade sort, le 29 août, il raisonne parfaitement, et ne souffre plus dans la région cranienne.

PONCTIONS LOMBAIRES. — On a pratiqué deux ponctions lombaires : le 14 juillet, au deuxième jour, et le 24 juillet, au douzième jour de la maladie.

1° Le *deuxième jour*, ponction dans le quatrième espace.

Position couchée.

Quantité : 20 centimètres cubes, dans trois tubes.

Écoulement en gouttes rapides.

Coloration rouge cerise, uniforme dans les trois tubes.

Centrifugation : culot hématique de moyen volume et liquide très légèrement jaunâtre. Pas de coagulum.

Numération : globules rouges = 32.100, dont 2.500 sphériques et opaques. Éléments blancs = 100.

Albumine : la globuline et la sérine sont assez abondantes.

Cryoscopie : $\Delta = - 0,56$.

Spectroscopie : on ne constate pas les raies de l'oxyhémoglobine.

Pigments biliaires : la réaction de Gmelin est négative dans le liquide céphalo-rachidien et dans le sérum sanguin.

Réaction alcaline.

2° Le *douzième jour*, ponction dans le cinquième espace.

Position assise.

Quantité : 15 centimètres cubes, dans trois tubes.

Écoulement en gouttes lentes.

Coloration légèrement jaunâtre, uniforme dans les trois tubes.

Cytologie : lymphocytose très légère. Globules rouges peu colorés par l'éosine.

Albumines : la globuline et la sérine ont diminué.

Cryoscopie : $\Delta = - 0,56$.

Perméabilité : le KI, ingéré depuis huit jours à la dose de 4 grammes par jour, n'est pas décelé dans le liquide céphalo-rachidien.

## Observation IV.

D..., âgé de 65 ans, cocher, entre, le 9 novembre 1903, à l'hôpital Cochin, dans le service de M. Chauffard.

Le 7 *novembre*, il tombe du siège de sa voiture ; l'épaule gauche et le crâne viennent heurter le sol. Le malade peut rentrer chez lui, n'ayant qu'un peu de céphalée et de rachialgie. Le lendemain, il se sent courbaturé et il est pris dans la nuit de délire avec perte de connaissance.

Après son entrée à l'hôpital, on le trouve encore délirant ; il ne peut répondre aux questions qu'on lui pose et quand on cherche à le mobiliser, il souffre et pousse des gémissements.

Le malade ne présente aucun antécédent pathologique et n'est pas alcoolique. Le traumatisme qu'il a subi lui a laissé une petite plaie du cuir chevelu très superficielle et une ecchymose assez étendue au niveau de l'articulation acromio-claviculaire.

Les mouvements du bras sont très douloureux, et on constate une luxation de la clavicule sur l'acromion. Il n'existe aucun signe de fracture du crâne, ni écoulement de sang ou de sérosité par le nez, la bouche ou l'oreille, ni ecchymoses de la région mastoïdienne, de la paupière ou de la conjonctive, ni paralysie faciale ou oculaire.

La sensibilité et la motricité sont normales. Il n'y a pas de contractures, ni signe de Kernig.

La température = 38°,0 et le pouls = 80°.

Une ponction lombaire donne issue à un liquide céphalo-rachidien hémorragique.

Les jours suivants, l'état du malade s'améliore ; son délire disparaît, et il ne persiste qu'un peu de céphalée diffuse. Les mouvements du bras gauche sont très douloureux et la pression de l'épaule gauche reste toujours très sensible.

La température s'abaisse graduellement ; le cinquième jour, elle arrive au-dessous de 38° et le neuvième jour atteint 37°.

Quelques jours après, il peut se lever et sort de l'hôpital le 1er décembre ; il n'a conservé aucun trouble cérébral. La guérison de la contusion de l'épaule est complète.

Ponctions lombaires. — On a pratiqué, chez ce malade, trois ponctions lombaires : le 9 novembre, au troisième jour de la maladie ; le 12 novembre, au sixième jour, et le 23 novembre, au dix-septième jour de la maladie.

1° Le *troisième jour*, ponction lombaire dans le quatrième espace. Écoulement en jet continu dans les trois tubes.

Coloration rosée, uniforme dans les trois tubes.

Centrifugation : liquide légèrement jaune.

Numération : globules rouges = 0.333, la plupart sphériques et opaques. Éléments blancs = 70.

Cytologie : globules rouges peu teintés par l'éosine et globules épineux mieux colorés. Équilibre cellulaire :

Lymphocytes . . . . . . . . . . . . . . . 0,94
Polynucléaires. . . . . . . . . . . . . . 94,77
Grands éléments uninucléés . . . . . . . . . 4,26

Albumines : la globuline et la sérine sont peu abondantes.

Sucre : la liqueur de Fehling donne une réaction assez forte.

Cryoscopie : $\Delta = - 0,52$.

Dans les urines, on constate un peu d'urobiline et d'albumine.

Dans le sang, on trouve : globules rouges $= 5.040.000$ ; globules blancs $= 11.400$.

2° Le *sixième jour*, ponction dans le cinquième espace.

Position assise.

Écoulement en gouttes lentes, dans trois tubes.

Coloration rosée dans les trois tubes.

Centrifugation : liquide légèrement jaune.

Numération : globules rouges $= 4.040$. Éléments blancs $= 22$. Hématophages $= 2$.

Cytologie : globules épineux très colorés ; autres globules bien plus grands et moins colorés. Équilibre cellulaire :

Lymphocytes . . . . . . . . . . . . . . . 3,93
Polynucléaires. . . . . . . . . . . . . . 87,33
Grands éléments uninucléés . . . . . . . . . 8,73

Pigments biliaires : la réaction de Gmelin est négative.

Perméabilité : le KI, ingéré depuis trois jours, ne se trouve pas dans le liquide céphalo-rachidien.

Urobiline : elle est absente dans le liquide céphalo-rachidien, mais est constatée dans les urines jusqu'au dixième jour de la maladie.

3° Le *dix-septième jour*, ponction lombaire dans le quatrième espace.

Position assise.

Écoulement en gouttes.

Quantité : 15 centimètres cubes, dans trois tubes. Couleur légèrement jaunâtre.

Cytologie : lymphocytose légère.

Albumines : la globuline et la sérine sont en petite quantité.

Sucre : la liqueur de Fehling donne une réduction légère.

Cryoscopie : $\Delta = - 0,53$.

### Observation V (1).

D..., parqueteur, âgé de 52 ans, est transporté à l'hôpital Cochin, dans le service de M. Chauffard, le 20 mai 1903.

Il n'a jamais été malade. On ne trouve, dans ses antécédents, ni bronchite, ni symptômes de diabète, ni syphilis. Il n'en est pas de même de l'alcoolisme, qui est notable.

La maladie actuelle date de la nuit précédente. Il s'était couché bien portant, lorsque vers minuit, dans son sommeil, il tombe brusquement dans le coma. Il est étendu dans son lit, sans connaissance, les yeux révulsés en haut. Il reste ainsi une heure environ, puis il s'agite, se débat, veut se lever, et plusieurs personnes sont nécessaires pour le maintenir étendu. On le transporte immédiatement à l'hôpital.

Examiné huit heures après le début de l'ictus, on le trouve pâle, le visage couvert de sueurs, remuant sans cesse dans son lit, avec tendance nette à rouler vers la droite. Il ne répond pas quand on l'interpelle, ne reconnaît pas sa femme qui est à côté de lui. Il s'agit cependant plutôt de torpeur intellectuelle que de coma vrai. Il se défend quand on l'examine, ses yeux sont très mobiles; ses paroles, bien articulées, ne sont pas tout à fait incohérentes.

Il existe une légère contracture généralisée, sans crises convulsives. On ne découvre aucun symptôme en foyer : aucune paralysie des membres, des muscles oculaires, de la face. Le réflexe rotulien à droite est nettement exagéré, sans qu'il y ait de clonus du pied de ce côté. Le signe de Babinski est en flexion à droite comme à gauche.

Aucun trouble de la sensibilité générale ou sensorielle.

Les pupilles réagissent assez bien à l'accommodation et à la lumière.

Il existe peut-être un peu de raideur de la nuque. Pas de signe de Kernig. Pas de vomissements.

Incontinence des matières et de l'urine. Celle-ci, retirée par sondage, ne contient pas d'albumine, mais réduit en masse la liqueur de Fehling. La réaction de Gerhardt est négative.

La respiration est normale, pas de rythme de Cheyne-Stokes, pas de respiration suspirieuse. L'examen des poumons et du cœur ne donne que des résultats négatifs.

La température est à 38°,2; le pouls régulier bat à 110.

Malgré la présence de sucre, et d'après l'absence d'odeur chloroformique de l'haleine, de respiration suspirieuse, de réaction de Gerhardt,

---

(1) Observation publiée avec MM. CHAUFFARD et FOIX, dans *la Presse médicale*, 24 juin 1903.

on élimine un .coma diabétique et on fait immédiatement une ponction lombaire pour éclairer le diagnostic. Le liquide recueilli dans trois tubes est très fortement et uniformément hémorragique.

Rapidement, tous les symptômes s'amendent. Dans la soirée, le malade, toujours agité, est cependant plus conscient.

Le lendemain, 21 mai, après une nuit calme, la température tombe à 37°,8 le matin, 37°,5 le soir ; le pouls à 82. La rétention d'urine succède à l'incontinence. Le sucre a totalement disparu pour ne plus jamais reparaître. Le malade répond maintenant aux questions; il parle bien et dit ne souffrir que de la tête et des reins. Il ne sait cependant où il est; il reconnaît sa famille, mais oublie sa visite quelques instants après.

Le 22 *mai*, un nouveau symptôme fait son apparition ; ce sont des vomissements verdâtres, faciles, fréquents. Ils ne persistent que pendant deux jours. Le signe de Kernig fait toujours défaut.

Depuis, l'état s'améliore progressivement. La température est à la normale; la mémoire revient. Le malade est calme; cependant, tous les soirs, vers 5 heures, il s'agite, se lève et parcourt les salles en réclamant ses habits; il veut à toute force s'en aller. Cette excitation dure peu. Les douleurs lombaires et la céphalée persistent encore légères ; la rétention d'urine disparaît.

Pendant les quinze jours qu'a mis l'amélioration à se produire, trois ponctions lombaires ont été pratiquées, qui montrèrent la diminution progressive du sang épanché dans le liquide céphalo-rachidien.

Cependant une nouvelle alerte se produit ; les 5 et 6 *juin*, le malade est plus souffrant, la tête est lourde, les douleurs lombaires vives, quelques vomissements se produisent.

Le signe de Kernig fait toujours défaut. Une nouvelle ponction calme vite ces symptômes, et depuis, le malade est tout à fait bien portant. Il est levé toute la journée, se promène dans les jardins, il mange et dort bien. L'état mental est absolument normal. Seules persistent quelques douleurs lombaires avec une légère céphalée. Au vingt-troisième jour, ces phénomènes réactionnels ont eux-mêmes à peu près complètement disparu.

*Quatre ponctions lombaires* ont été pratiquées. La *première*, dix heures après le début des accidents. Elle a donné issue, en jet fort et continu, à un liquide nettement hémorragique, presque aussi rouge que du sang pur. Cette teinte était uniforme dans les trois tubes qui servirent à le recueillir. Il n'y eut pas de coagulation; le culot, formé par dépôt des éléments sanguins, est considérable et rouge noirâtre; le liquide supérieur est très légèrement jaune.

La *deuxième ponction* fut pratiquée au troisième jour de la maladie. Un liquide rouge clair, bien moins foncé que la première fois, s'écouler en jet modéré. La coloration est toujours uniforme dans les trois tubes. Le dépôt globulaire est bien moins abondant que lors de la première ponction ; le liquide supérieur est jaune d'or. Décanté, ce liquide ne donne pas de raie spectroscopique.

La *troisième ponction*, faite au onzième jour, montre dans les trois tubes un liquide rose, donnant un culot très peu abondant. Le liquide supérieur est légèrement jaune. Pas de raie spectroscopique.

La *quatrième ponction*, au dix-huitième jour, laisse échapper goutte à goutte un liquide roussâtre (lavure de chair). Le culot, égal dans les trois tubes, est minime, mais encore sanglant.

La cytologie montre de très nombreux globules rouges, de très nombreuses cellules dont on ne voit plus que le noyau mal coloré. On y note aussi la présence de lymphocytes. Les polynucléaires sont au contraire exceptionnels.

L'iodure de potassium ingéré préalablement à la ponction n'est pas décelable dans le liquide céphalo-rachidien.

Une *cinquième ponction* lombaire est pratiquée au vingt-troisième jour. Le liquide s'écoule goutte à goutte. Il n'est plus sanglant, mais très légèrement jaunâtre. Par centrifugation, on obtient un culot tout à fait minime, mais encore rouge. L'examen microscopique montre encore de nombreuses hématies avec très peu de polynucléaires, et une lymphocytose moyenne. Les cellules à noyau mal coloré, que nous avions notées si nombreuses lors de la précédente ponction, ont presque totalement disparu.

Le liquide supérieur est très légèrement jaunâtre ; il est albumineux Il ne recèle pas trace de l'iodure de potassium ingéré préalablement.

### Observation VI (1).

B..., couturière, âgée de 22 ans, entre à l'hôpital Cochin, le 28 juin 1903, dans le service de M. Chauffard.

Le père de la malade est bien portant. Sa mère est atteinte de néphrite avec albuminurie. Elle a trois sœurs qui sont en bonne santé.

Elle a contracté deux maladies infectieuses : à huit ans, une scarlatine non compliquée ; à vingt ans, une fièvre typhoïde qui a duré trois mois et qui a été suivie d'accidents pulmonaires ayant fait penser à de la tuberculose. Mariée depuis un an, elle a fait, au mois de février dernier, une fausse couche ; deux mois après, elle aurait eu des métrorragies abondantes, d'une durée de trente-quatre jours. C'est une ner-

(1) Observation communiquée avec M. CHAUFFARD à *la Soc. méd. des hôpitaux*, le 29 octobre 1903.

veuse, impressionnable, aux pleurs et aux colères faciles, ayant eu même quelques crises convulsives, mais elle ne présente aucun stigmate hystérique.

Le 27 *juin*, la malade, se trouvant au moment d'une période menstruelle et souffrant depuis cinq ou six jours d'une fatigue générale avec céphalée légère, est prise brusquement, une heure après le repas du soir, et au moment où elle venait de se coucher, d'une céphalalgie violente avec vomissements alimentaires. Dans la nuit, cette céphalalgie augmente : elle empêche le sommeil et arrache des cris.

Dès le lendemain, 28, l'état douloureux restant aussi intense, on transporte la malade à l'hôpital. A son arrivée, nous la trouvons parfaitement consciente et elle peut répondre à nos questions. Ses traits sont un peu contracturés: les pommettes sont colorées et la tête légèrement renversée en arrière. Le mal de tête est atroce, surtout marqué au niveau des deux régions temporales, avec un point très douloureux vers le milieu de la suture fronto-pariétale droite : c'est une douleur gravative avec élancements extrêmement douloureux, marqués par les cris de la patiente, et qu'on exagère quand on lui remue la tête ou quand on l'assoit. Dans les moments de calme, elle est somnolente.

Il existe une raideur généralisée et la palpation des masses musculaires du cou est extrêmement douloureuse. Quand on assoit la malade, les mouvements provoqués dans le rachis sont très pénibles et on constate que le signe de Kernig se caractérise non seulement par la flexion invincible des jambes sur les cuisses, mais encore par l'intensité de cette flexion qui se maintient invariablement à angle aigu.

Nous trouvons une force musculaire assez notable du côté droit, tandis que les membres du côté gauche sont fortement parésiés. De ce côté, la malade ne peut fléchir la jambe sur la cuisse et l'avant-bras sur le bras qu'en les traînant sur le lit ; elle ne peut pas ensuite les ramener à l'extension. Les extrémités distales, pied et jambe, main et avant-bras, sont paralysées; les muscles de la cuisse et du bras sont seulement parésiés. Nous ne pouvons pas déceler de paralysie faciale ; il n'y a pas de déviation de la langue.

Il existe une exagération légère des réflexes rotuliens. Le signe de Babinski se fait en extension des deux côtés, surtout à gauche. Il n'y a pas de troubles de la sensibilité.

Du côté des yeux, il n'y a pas de strabisme ni de ptosis. On constate seulement un léger myosis avec pupilles égales et réflexes pupillaires normaux.

Nous provoquons une apparition rapide de la raie vaso-motrice ; elle est très prononcée et dure quelques instants. Le pouls = 80. La respiration régulière = 24. La température = 38°,7.

On ne décèle rien au cœur ni aux poumons. La langue est saburrale et un peu sèche. Les vomissements ne se sont pas reproduits depuis la veille.

Le diagnostic est hésitant, mais une ponction lombaire donne issue à un liquide céphalo-rachidien hémorragique dont les caractères permettent d'affirmer le diagnostic d'hémorragie méningée. La ponction atténue un peu les douleurs de la malade.

Le 29, la céphalée persiste et des élancements aussi douloureux sont provoqués par les moindres mouvements. Les traits du visage restent contracturés. Le pouls est régulier, mais nous constatons nettement qu'il s'accélère beaucoup au moment des crises douloureuses. La rachialgie et le signe de Kernig sont toujours extrêmement prononcés.

Les urines ne contiennent ni albumine ni sucre. La température = 38°. Le pouls = 100.

Le 30, la céphalée diminue et les élancements douloureux s'espacent. Le pouls = 108. La température = 37°.

Le 1er *juillet*, les paroxysmes douloureux des premiers jours ont disparu. La douleur dans le cou et dans la région dorsale s'atténue beaucoup, mais le signe de Kernig persiste toujours. La température oscille autour de 38°. Le pouls = 112.

Le 4, il existe encore un peu de céphalée, mais la douleur réveillée par les mouvements du cou et du rachis a beaucoup diminué. Le signe de Kernig existe encore un peu à gauche, mais beaucoup moins marqué que les autres jours. La température = 37°,9 le matin, et 37°,4 le soir.

Le 6, la céphalée a disparu et on ne trouve plus le signe de Kernig. Les douleurs rachidiennes se sont très atténuées. La température = 37°. Le pouls = 92.

Le 7, la malade signale un peu de douleur dans la région de l'occipital. Les mouvements de la tête ne sont pénibles que dans l'extension et la flexion forcées; de même la rachialgie n'apparaît que si la malade se penche fortement en avant ou si l'on cherche avec insistance le signe de Kernig. La température oscille entre 37° et 37°,6. Le pouls = 90.

Le 12, l'amélioration persiste et les douleurs ne se montrent plus. On constate des deux côtés une exagération notable des réflexes rotuliens et achilléens et une amorce de trépidation épileptoïde. Le signe de Babinski se produit en extension des deux côtés, surtout à gauche. Il n'existe pas de troubles de la sensibilité, mais la malade est incapable de se lever sans aide. Dans la station debout, elle repose surtout sur le pied droit et si on la fait marcher, elle steppe et fauche légèrement du membre inférieur gauche. La force musculaire du membre supérieur gauche est moins prononcée que celle du membre droit. Elle ne peut en outre accomplir le moindre effort avec la main gauche.

La température oscille tous les jours entre 37° et 38°. Le pouls = 90.

Le 23, après un retour graduel des forces, la malade peut se lever seule et marcher, mais le pied gauche traîne un peu sur le sol. Il existe toujours une exagération des réflexes rotuliens, avec trépidation épileptoïde plus marquée à gauche. Le réflexe de Babinski se produit constamment en extension à gauche et à droite.

Le côté parésié présente une grande diminution de la force musculaire : le dynamomètre marque 15 pour la main gauche et 8) pour la droite.

La température oscille depuis quelques jours entre 37°,5 et 37°.

Dans les jours suivants, la parésie diminue, la marche devient facile et la malade quitte l'hôpital le 30 juillet.

Elle vient consulter le 8 août, parce qu'elle a reçu la veille un coup de pied dans la région dorsale. On ne constate pas de trace d'ecchymoses, mais une hyperesthésie très marquée le long de la colonne vertébrale. On fait une ponction lombaire : le liquide n'est pas sanguinolent.

La force musculaire est à peu près égale des deux côtés. Il n'existe pas de troubles de la marche, mais les réflexes rotuliens sont exagérés et il y a aussi de la trépidation épileptoïde : ces phénomènes sont toujours plus marqués du côté gauche.

PONCTIONS LOMBAIRES. — On a pratiqué, chez cette malade, six ponctions lombaires : le 28 juin, au deuxième jour ; le 29 juin, au troisième jour ; le 6 juillet, au dixième jour ; le 13 juillet, au dix-septième jour ; le 29 juillet, au trente-troisième jour, et le 8 août, au quarante-troisième jour de la maladie.

1° Le *deuxième jour*, ponction lombaire dans le cinquième espace. Position couchée.

Quantité : 15 centimètres cubes, dans trois tubes.

Écoulement en jet continu.

Coloration rose, uniforme dans les trois tubes.

Centrifugation : culot hématique peu volumineux. Liquide jaune. Pas de coagulum fibrineux.

Numération : globules rouges = 20.333, dont 1.766 sphériques et opaques.

Cytologie : globules rouges épineux, très abondants. Les éléments blancs sont, par rapport aux globules rouges, en plus forte proportion que dans un sang normal. Équilibre de ces élément blancs :

| | |
|---|---|
| Lymphocytes . . . . . . . . . . . . . . . . . | 25 |
| Polynucléaires . . . . . . . . . . . . . . . . | 50 |
| Grands éléments uninucléés . . . . . . . . . . | 25 |

Albumines : la globuline et la sérine sont peu abondantes.

Sucre : il n'y a pas de réduction par la liqueur de Fehling.

Cryoscopie : $\Delta = -0,57$.

Spectroscopie : les raies de l'oxyhémoglobine existent, mais sont à peine visibles.

Pigments biliaires : la réaction de Gmelin est négative, dans le liquide céphalo-rachidien et dans le sérum sanguin.

2° Le *troisième jour*, on ponctionne la malade et on ensemence 4 centimètres cubes de son liquide céphalo-rachidien dans 100 centimètres cubes d'eau peptonée.

On pratique de même l'ensemencement de 4 centimètres cubes de sang, pris au pli du coude, dans 100 centimètres cubes d'eau peptonée. Aucune culture microbienne ne peut être décelée dans ces milieux.

Il y avait 5.600 leucocytes dans le sang, et l'équilibre leucocytaire était le suivant :

        Polynucléaires. . . . . . . . . . . . . . . . . 66,66
        Mononucléaires . . . . . . . . . . . . . . . . 32,57
        Eosinophiles . . . . . . . . . . . . . . . . .  0,74

Dans le liquide céphalo-rachidien, le pourcentage des éléments blancs montrait :

        Lymphocytes . . . . . . . . . . . . . . . . .  37
        Polynucléaires . . . . . . . . . . . . . . . .  50
        Grands éléments uninucléés. . . . . . . . . .  13

Nombreux globules rouges épineux, à centre peu teinté par l'éosine.

3° Le *dixième jour*, ponction lombaire dans le cinquième espace. Position assise.

Quantité : 15 centimètres cubes, dans trois tubes.

Ecoulement en gouttes rapides.

Coloration jaune très marquée, uniforme dans les trois tubes.

Centrifugation : culot hématique minime. Pas de coagulum fibrineux.

Numération : globules rouges = 107 ; globules blancs = 40. Les globules rouges sont crénelés et on voit à l'état frais de nombreux débris protoplasmiques incolores.

Cytologie : globules rouges mal colorés. Lymphocytes abondants. Grands éléments uninucléés assez nombreux. On ne compte que 5 ou 6 polynucléaires parmi lesquels 3 éosinophiles.

Albumines : la globuline et la sérine sont peu abondantes.

Cryoscopie : $\Delta = -0,55$.

Perméabilité : le KI, ingéré depuis huit jours à la dose de 4 grammes par jour, n'est pas trouvé dans le liquide céphalo-rachidien.

Spectroscopie : absence des raies de l'oxyhémoglobine et de l'urobiline.

Pigments biliaires : la réaction de Gmelin est négative.

4° Le *dix-septième jour*, ponction dans le quatrième espace.

Position assise.

Quantité : 15 centimètres cubes, dans trois tubes.

Écoulement en gouttes lentes.

Coloration moins jaune qu'aux ponctions précédentes. Pas de coagulum fibrineux.

Après centrifugation, culot hématique punctiforme.

Numération : globules rouges = 6; globules blancs = 9. On voit de nombreux débris protoplasmiques incolores à l'état frais.

Cytologie : globules rouges mal colorés. Lymphocytose abondante. Grands éléments uninucléés très rares.

Albumine : la globuline et la sérine sont assez abondantes.

Sucre : la liqueur de Fehling ne donne aucune réduction.

Cryoscopie : $\Delta = - 0,56$.

Réaction alcaline.

5° Le *trente-troisième jour*, ponction dans le cinquième espace.

Position assise.

Quantité : 15 centimètres cubes, dans trois tubes.

Écoulement en gouttes lentes.

Coloration très légèrement jaunâtre.

Centrifugation : petit culot hématique. Pas de coagulum fibrineux.

Cytologie : nombreux globules rouges épineux et bien colorés. Le pourcentage des éléments blancs est le suivant :

| | |
|---|---|
| Lymphocytes. . . . . . . . . . . . . . . . | 81,48 |
| Polynucléaires . . . . . . . . . . . . . . | 3,70 |
| Grands éléments uninucléés . . . . . . . . . | 10,18 |
| Hémato-macrophages. . . . . . . . . . . . | 2,96 |

Albumines : la globuline et la sérine sont moins abondantes que dans le liquide de la ponction précédente.

Sucre : la liqueur de Fehling donne un très léger précipité rougeâtre.

Cryoscopie : $\Delta = - 0,58$.

Réaction alcaline.

6° Le *quarante-troisième jour*, ponction dans le quatrième espace.

Position assise.

Quantité : 15 centimètres cubes, dans trois tubes.

Écoulement en gouttes lentes.

Liquide limpide.

Cytologie : lymphocytose très légère. Quelques globules rouges assez bien colorés.

Albumines : la globuline et la sérine sont en proportion minime.
Cryoscopie : Δ  : — 0,60.

## Observation VII.

M..., 18 ans, journalière, entre à l'hôpital Cochin, le 7 juillet 1903, dans le service de M. Widal.

Elle se plaint d'une céphalée légère, et d'une gêne dans les mouvements des membres gauches supérieur et inférieur. Les troubles datent de quatre jours. Ils sont survenus brusquement à la suite d'un ictus particulier.

La malade, dans les antécédents de laquelle on ne relève absolument rien (pas de syphilis, pas de tuberculose, pas de cardiopathie), était en pleine santé. Elle n'avait pas subi de traumatisme, les jours précédents ; elle était en dehors de ses périodes menstruelles.

Occupée à coudre à la machine, elle est prise subitement de vertige et tombe à terre sans perdre connaissance. Elle se relève aussitôt, mais constate que la tête lui tourne et qu'elle marche difficilement. Elle se couche.

Le lendemain et le surlendemain, elle reprend son travail, mais sa tête est pesante, sa jambe gauche est faible et elle ne peut avancer que lentement ; son bras gauche est maladroit et se meut plus difficilement qu'à l'état normal.

Le 7 *juillet*, aucune amélioration ne s'étant produite, elle entre à l'hôpital.

C'est une femme de petite taille, mais sans stigmates de dégénérescence. Elle a une hémiplégie gauche, sans participation de la face, hémiplégie légère et spasmodique d'emblée. Il y a une diminution marquée de la force musculaire dans les membres du côté gauche, surtout dans la main qui serre difficilement les objets, et une lenteur plus grande des mouvements de ce côté.

Au membre supérieur, les mouvements passifs de flexion et d'extension sont gênés par la raideur musculaire ; les réflexes olécraniens et des extenseurs sont exagérés. Au membre inférieur, il y a de la raideur dans les mouvements, de l'exagération du réflexe rotulien, du clonus du pied, le phénomène de la rotule. Le signe de Babinski se produit en extension ; il n'y a pas de signe de Kernig.

La démarche est paralytique ; la malade traîne la jambe, ébauchant un léger mouvement de fauchage ; en même temps, le membre est raidi et la malade talonne.

Tous les autres symptômes sont négatifs : il n'y a pas de troubles sensitifs, ni troubles visuels ; l'intelligence est intacte. Il n'y a plus de vertiges. Tous les appareils sont normaux ; il n'y a pas d'artério-sclérose.

La température = 38°,2. Le pouls = 83. La pression artérielle = 14.

On pratique, le lendemain de l'entrée, une ponction lombaire qui donne issue à un liquide hémorragique.

Les jours suivants, l'état reste stationnaire ; le surlendemain de l'entrée, la réaction fébrile s'accentue : la température monte à 39°,6. Elle est à 38°,4 le jour suivant, puis tombe à 37°. Elle reste oscillante entre 37° et 38° jusqu'au 19 juillet, et, à partir de ce moment, se maintient à 37°.

Les phénomènes moteurs restent peu accentués ; la malade se lève et marche assez facilement, malgré sa parésie spasmodique. Elle se sert de son bras gauche. On ne constate pas de symptômes nouveaux. Le 22 juillet, pour la première fois, le signe de l'abduction des orteils de Babinski est constaté : il est très net du côté paralysé. Les réflexes sont toujours exagérés.

L'hémiplégie régresse peu à peu. La malade quitte le service le 7 août, trente jours après son entrée. Il persiste de l'exagération du réflexe rotulien gauche, le signe de l'orteil en extension, une démarche un peu traînante, de la diminution de la force musculaire dans le membre supérieur gauche. Pendant dix jours, du 6 au 16 juillet, la malade a été soumise à un traitement mercuriel intensif.

Ponctions lombaires. — On a pratiqué, chez cette malade, quatre ponctions lombaires : le 8 juillet, au cinquième jour ; le 10 juillet, au septième jour ; le 15 juillet, au douzième jour, et le 4 août, au trente-deuxième jour de la maladie.

1° *Au cinquième jour*, ponction dans le quatrième espace.

Ponction assise.

Quantité : 15 centimètres cubes, dans trois tubes.

Écoulement en jet continu.

Coloration rouge dans les trois tubes. La teinte rouge est plus marquée dans les deux derniers tubes et on voit s'y former très rapidement un coagulum fibrineux assez massif. Cette inégalité de teinte et cette coagulation tiennent sans nul doute à la piqûre d'un vaisseau par l'aiguille : la malade a remué au cours de la ponction. Le liquide qui surnage est très jaune.

Cytologie : globules peu colorés, en assez grand nombre. Il y a beaucoup de globules blancs comparativement aux globules rouges. L'équilibre cellulaire est le suivant :

| | |
|---|---|
| Lymphocytes | 2,67 |
| Polynucléaires | 90,90 |
| Grands éléments uninucléés | 6,42 |

2° Le *septième jour*, ponction dans le cinquième espace.

Position couchée.

Quantité : 20 centimètres cubes, dans quatre tubes.

Écoulement en gouttes rapides.

Coloration rouge jaunâtre (lavure de chair), dans les quatre tubes.

Centrifugation : culot hématique peu volumineux. Liquide très jaune. Pas de coagulum fibrineux.

Numération : globules rouges = 18.200 dont 17.667 sont sphériques et opaques. On voit aussi beaucoup de globules pâles et décolorés.

Cytologie : les globules rouges sont petits, épineux et très colorés, ou bien grands et mal teintés. Les globules blancs sont très nombreux par rapport aux globules rouges. Équilibre cellulaire :

Lymphocytes . . . . . . . . . . . . . . 35,55
Polynucléaires. . . . . . . . . . . . . . 35,55
Grands éléments uninucléés. . . . . . . . . 28
Hémato-macrophages . . . . . . . . . . . 0,88

On aperçoit également quelques polynucléaires renfermant des corpuscules hémoglobiques.

Albumines : la globuline et la sérine sont assez abondantes.

Sucre : il n'y a aucune réduction par la liqueur de Fehling.

Cryoscopie : $\Delta = -0,55$.

Spectroscopie : les deux raies de l'oxyhémoglobine existent, mais légères.

Réaction alcaline.

3° Le *douzième jour*, ponction dans le cinquième espace.

Position assise.

Quantité : 15 centimètres cubes, dans trois tubes.

Écoulement en gouttes très lentes.

Coloration jaune; pas de coagulum fibrineux.

Numération : globules rouges = 540, presque tous sphériques et opaques. Globules pâles. Éléments blancs = 17.

Cytologie : globules rouges épineux, en grand nombre. L'équilibre cellulaire est le suivant :

Lymphocytes . . . . . . . . . . . . . . 84,36
Polynucléaires. . . . . . . . . . . . . . 1,62
Grands éléments uninucléés . . . . . . . . . 13,02
Hémato-macrophages . . . . . . . . . . . 0,97

Albumines : la globuline et la sérine sont toujours assez abondantes.

Sucre : il y a une réduction légère par la liqueur de Fehling.

Cryoscopie $\Delta = -0,55$.

Perméabilité : le KI, ingéré depuis cinq jours à la dose de 4 grammes, est décelé dans le liquide céphalo-rachidien.

Spectroscopie : on ne constate pas les raies de l'oxyhémoglobine.

Réaction alcaline.

4° Le *trente-deuxième jour*, ponction dans le cinquième espace.

Position couchée, puis, au milieu de l'intervention, position assise.

Quantité : 12 centimètres cubes, dans trois tubes.

Écoulement continu en gouttes très lentes.

Liquide incolore.

Cytologie : globules rouges peu nombreux, la plupart sont déformés et prennent fortement l'éosine. Lymphocytose légère.

Sucre : légère réduction par la liqueur de Fehling.

Cryoscopie : $\Delta = - 0,58$.

Perméabilité : Le KI, ingéré depuis vingt-huit jours à la dose de 4 grammes, n'est plus retrouvé dans le liquide céphalo-rachidien.

## Observation VIII (1).

R..., relieur, âgé de 36 ans, entre à l'hôpital Cochin, le 4 septembre 1903, dans le service de M. Chauffard.

On ne trouve, comme passé morbide, qu'une scarlatine à 14 ans. Le malade nie la syphilis et on n'en trouve aucun stigmate. Il est un peu alcoolique.

Le 31 août, après son repas, étant en pleine santé, il sort en voiture, par une température très élevée. Brusquement, il se trouve mal et perd connaissance. On le transporte chez lui. Il est très agité, se lève à tout instant et vomit à plusieurs reprises.

L'état persiste identique avec délire d'action, jusqu'au 5 septembre, époque à laquelle le malade entre à l'hôpital. Notons que les vomissements ne s'étaient pas reproduits.

Le 5 septembre, on trouve le malade dans le coma presque complet, ne répondant pas aux questions qu'on lui adresse, mais ayant cependant un certain degré de conscience, car il exécute les mouvements qui lui sont ordonnés. Il se couche indifféremment d'un côté ou de l'autre. On constate de la raideur de la nuque et un signe de Kernig des plus nets. Les quatre membres sont parésiés et retombent flasques quand on les soulève. Les réflexes rotuliens sont abolis ; le réflexe de Babinski est en flexion des deux côtés. La sensibilité générale est partout diminuée. Il n'y a pas de troubles des réservoirs.

(1) Observation publiée avec M. Boidis, dans *la Gazette des hôpitaux*, le 7 janvier 1904.

Les pupilles sont étroites mais égales. Elles réagissent bien à la lumière et à la distance.

La respiration est normale et le pouls = 76, tandis que la température = 39°.

Les urines ne contiennent ni sucre ni albumine.

Le cœur est normal.

On fait immédiatement une ponction lombaire qui permet de retirer un liquide sanglant.

Les jours suivants, l'état reste sensiblement identique.

Le 9 *septembre*, on constate une hémiplégie droite ; paralysie flasque, incomplète, intéressant la face, les membres supérieurs et inférieurs.

Le 12, il sort un peu du coma, l'hémiplégie persiste. On fait lever le malade qui peut se tenir debout.

La température, qui s'était maintenue les premiers jours entre 39° et 40°, est ensuite descendue progressivement et atteint la normale le 12 septembre. Le pouls a toujours été plutôt ralenti et est descendu à 60.

Le malade a été soumis depuis le 7 septembre au traitement mercuriel, mais le 14 septembre, une stomatite intense se montre, avec suppuration des gencives, qui oblige à l'interrompre.

À ce moment, l'hémiplégie droite est moins prononcée. Le malade commence à marcher, quoique encore péniblement. Le réflexe rotulien est diminué à droite. Le réflexe de Babinski est en flexion. Le signe de Kernig est très net. Le malade est maintenant tout à fait conscient, ce qui permet de découvrir un nouveau signe, l'aphasie. Le malade comprend tout ce qu'on dit et tout ce qu'il lit ; il écrit assez bien ce qu'il veut et ce qu'on lui dicte. Quand il répond aux questions posées il emploie toujours les mêmes mots. Son répertoire en comprend une dizaine environ.

Dans la suite, l'état s'améliore progressivement et l'hémiplégie droite disparaît au début d'octobre ; les réflexes sont normaux ; le malade ne traîne pas la jambe ; il n'existe pas d'asymétrie faciale.

Le signe de Kernig ne disparaît que le 4 octobre. L'aphasie persiste plus longtemps ; cependant, le malade, rééduqué, retrouve tous les jours quelques mots et, le 15 novembre, il lit presque couramment.

Le 16 septembre, à la fin de la phase aiguë, au moment où la température était retombée à la normale, deux épreuves avaient été pratiquées : l'épreuve de la tuberculine et le séro-diagnostic tuberculeux, et toutes deux sont restées négatives.

PONCTIONS LOMBAIRES. — On a pratiqué, chez ce malade, sept ponctions lombaires : le 5 septembre, au sixième jour ; le 8, au neuvième jour. le 10, au onzième jour ; le 11, au douzième jour ; le 17 octobre, au quarante-huitième jour ; le 7 novembre, au soixante-neuvième jour, et le 29 novembre, au quatre-vingt-onzième jour de la maladie.

1° Le *sixième jour*, ponction lombaire dans le quatrième espace.
Position assise.
Quantité : 15 centimètres cubes, dans trois tubes.
Écoulement en jet continu.
Coloration rouge cerise, uniforme dans les trois tubes.
Centrifugation : gros culot hématique. Liquide jaune rosé.
Numération : globules rouges = 400,000. Globules blancs : 4.000.
Spectroscopie : on constate les deux raies de l'oxyhémoglobine que l'on réduit par le sulfhydrate d'ammoniaque.

2° Le *neuvième jour*, ponction lombaire dans le quatrième espace.
Position assise.
Quantité : 15 centimètres cubes, dans trois tubes.
Écoulement en jet continu.
Coloration jaune rosé, dans les trois tubes.
Centrifugation : culot hématique moins abondant. Liquide de coloration plus jaunâtre qu'à la ponction précédente.
Numération : globules rouges = 80.000.
Spectroscopie : on voit les raies de l'oxyhémoglobine.

3° Le *onzième jour*, ponction dans le quatrième espace.
Position assise.
Quantité : 15 centimètres cubes.
Écoulement en jet, puis en gouttes rapides.
Centrifugation : culot hématique minime. Liquide jaune.
Numération : globules rouges = 17.000.

4° Le *douzième jour*, ponction lombaire dans le quatrième espace.
Position assise.
Quantité : 15 centimètres cubes.
Écoulement en gouttes lentes. Liquide jaune.
Cytologie : lymphocytose moyenne. Peu de globules rouges et de polynucléaires.

5° Le *quarante-huitième jour*, ponction lombaire dans le quatrième espace.
Position assise.
Quantité : 15 centimètres cubes.
Écoulement en gouttes lentes. Liquide limpide.
Cytologie : lymphocytose légère.

6° Le *soixante-neuvième jour*, ponction lombaire dans le quatrième espace.
Position assise.
Quantité : 15 centimètres cubes.
Écoulement en gouttes lentes. Liquide limpide.
Cytologie : très légère, lymphocytose.

7° Le *quatre-vingt-onzième jour*, ponction lombaire dans le quatrième espace.

Position assise.

Quantité : 15 centimètres cubes.

Écoulement en gouttes lentes. Liquide limpide.

Cytologie négative.

## Observation IX.

P..., 56 ans, carrier, entre à l'hôpital Cochin, dans le service de M. Widal, pour une très violente céphalée, avec un peu de vertige, sans autres phénomènes.

Le jeudi 3 septembre, après une journée fatigante, employée à transporter de grosses pierres, il est pris brusquement, après son repas du soir, d'une douleur aiguë dans la tête et de sensation nette de constriction du thorax. En même temps, il a des bourdonnements d'oreille, est pris de vertige, et est obligé de se coucher à terre pour ne pas tomber.

Les jours suivants, les mêmes phénomènes persistent, et, en outre, à deux ou trois reprises différentes, le malade vomit ce qu'il essaie d'ingérer : ces vomissements sont faciles et abondants. La céphalée continue, toujours intense. Il remarque, en outre, une certaine parésie du membre supérieur gauche et un peu de gêne pour effectuer des mouvements, quels qu'ils soient. Il dit s'être toujours bien porté, n'a jamais eu la syphilis, ne paraît pas alcoolique.

Le 9 septembre, à son entrée à l'hôpital, il ne se plaint que de la tête, d'une douleur en casque surtout marquée dans la région frontale.

Il semble qu'il y ait un peu d'asymétrie faciale due à un léger degré de paralysie faciale gauche. Les traits paraissent légèrement tirés du côté opposé; la commissure labiale est abaissée, le pli naso-labial plus prononcé. Les phénomènes s'exagèrent un peu quand le malade rit, la joue est légèrement soulevée par l'air expiré. La parole paraît un peu embarrassée. Au point de vue moteur, le membre supérieur gauche semble un peu moins fort que l'autre.

Il n'y a pas de signes d'irritation méningée; pas de raideur de la nuque, pas de signe de Kernig.

Le réflexe rotulien, normal à droite, est légèrement diminué à gauche. Le signe de Babinski est en flexion, des deux côtés. Il n'y a pas de trépidation épileptoïde.

La température = 37°,2. Le pouls = 90.

Une ponction lombaire, immédiatement pratiquée dans le cinquième espace, permet de retirer un liquide sanglant, pathognomonique d'une hémorragie méningée.

La ponction lombaire soulage beaucoup le malade, qui se plaint moins de la céphalée et effectue les mouvements avec plus de facilité. On lui donne de l'iodure de potassium.

Le 10 *septembre*, la céphalée s'est beaucoup atténuée et le malade a pu se lever deux jours après. Il se plaint cependant d'une lourdeur dans la tête, qui du reste a disparu à une deuxième ponction lombaire, pratiquée le 11 septembre. La parésie du côté gauche a rétrocédé rapidement, la température a oscillé autour de 37°,5 et le malade, se trouvant complètement rétabli, a quitté l'hôpital le 17 septembre.

PONCTIONS LOMBAIRES. — On a pratiqué trois ponctions lombaires : le 8 septembre, au sixième jour; le 11 septembre, au neuvième jour, et le 17 septembre, au quinzième jour de la maladie.

1° Le *sixième jour*, ponction dans le cinquième espace.

Position assise.

Quantité : 15 centimètres cubes, dans trois tubes.

Écoulement en gouttes très lentes.

Couleur rosée, un peu plus foncée dans le premier que dans les deuxième et troisième tubes. Après centrifugation, petit culot hématique et liquide légèrement jaune.

Numération : globules rouges = 10.200.

Cytologie : globules rouges épineux, très colorés, et globules arrondis et mal colorés. Globules blancs peu nombreux. Équilibre cellulaire :

| | |
|---|---|
| Lymphocytes . . . . . . . . . . . . . . . . | 4,92 |
| Polynucléaires. . . . . . . . . . . . . . . | 89,70 |
| Grands éléments uninucléés. . . . . . . . . | 5,37 |

Spectroscopie négative.

Albumine peu abondante.

Ni sucre ni urobiline.

2° Le *neuvième jour*, ponction dans le quatrième espace.

Position assise.

Quantité : 20 centimètres cubes, dans trois tubes.

Écoulement en jet continu.

Coloration jaune.

Perméabilité : le KI, ingéré depuis trois jours, n'est pas décelé dans le liquide céphalo-rachidien.

Cytologie : nombreux globules peu colorés. Globules fragmentés. Les éléments blancs sont assez nombreux par rapport aux globules rouges. Équilibre cellulaire :

Lymphocytes . . . . . . . . . . . . . . . . . . . 59
Polynucléaires. . . . . . . . . . . . . . . . . . 14
Eosinophiles. . . . . . . . . . . . . . . . . . . 1
Grands éléments uninucléés. . . . . . . . . . . . 26

3° Le *quinzième jour*, ponction dans le quatrième espace.
Position assise.
Liquide légèrement jaune.
Cytologie : globules rouges fragmentés. Globules peu teintés. Eléments blancs peu nombreux. Equilibre cellulaire :

Lymphocytes . . . . . . . . . . . . . . . . . . . 89,08
Polynucléaires. . . . . . . . . . . . . . . . . . 0,60
Grands éléments uninucléés. . . . . . . . . . . . 10,30

### Observation X (1).

Q..., chiffonnière, âgée de 52 ans, entre le 19 octobre 1903, à l'hôpital Cochin, dans le service de M. Chauffard.

Rien à noter dans ses antécédents. Pas de maladies graves antérieures. L'alcoolisme et la syphilis ne sont décelables ni par l'interrogatoire, ni par un examen minutieux de la malade.

Le 18 *octobre*, en pleine santé, après un repas, elle est prise brusquement d'un violent mal de tête et perd subitement la vue, sans perte de connaissance. Durant cette journée, la céphalée et l'amaurose persistent en même temps que se montrent des vomissements répétés. Même état pendant la nuit.

Le lendemain matin, 19, la malade se lève et peut sortir, mais elle a de la faiblesse des jambes (des deux également) et sa vue est trouble ; elle heurte les passants et ne peut plus retrouver la porte de son logement. Elle a de fréquents vomissements et entre à l'hôpital dans la nuit.

Le 20, nous trouvons la malade très consciente ; elle se souvient de tout ce qui s'est passé et le raconte d'une façon très précise.

Elle se plaint d'une céphalée assez vive, localisée dans le côté droit de la tête, mais surtout de la perte presque complète de la vue. Elle aperçoit à peine les personnes qui l'entourent.

Il n'existe aucune paralysie. La marche est un peu incertaine, mais cette incertitude dépend des troubles visuels. La force musculaire est conservée. Les réflexes sont légèrement exagérés des deux côtés. Il n'y

(1) Observation publiée avec M. BOIDIN, dans *la Gazette des hôpitaux*, le 7 janvier 1904.

a pas de clonus. La recherche du réflexe de Babinski est gênée par la réaction de défense et ne donne pas de résultat précis.

On trouve une légère raideur de la nuque, pas de signe de Kernig. Les vomissements ne se sont pas reproduits. Les sphincters fonctionnent normalement. Les urines ne contiennent ni sucre ni albumine.

L'exploration des autres organes donne des résultats négatifs ; on constate seulement un claquement du premier bruit aortique.

La température = 37°,7 ; le pouls = 80.

Les symptômes dominants sont donc la céphalée et la perte presque absolue de la vue. La céphalée est localisée au côté droit de la tête. Le point douloureux a pu être précisé d'une façon encore plus nette par la percussion du crâne avec le marteau à réflexes. La douleur provoquée présentait une grande intensité en un point situé au niveau de la région rolandique.

L'examen oculaire, pratiqué par M. Roche, a donné lieu aux constatations suivantes : les papilles, saillantes, présentent une stase avec œdème très net. Les artères sont diminuées de volume, et il n'y a pas trace d'hémorragie. Les réflexes pupillaires sont normaux. L'acuité visuelle est de même valeur pour les deux yeux : la malade compte les doigts à 50 centimètres.

Les jours suivants, la céphalée a beaucoup diminué. Notons qu'une première ponction lombaire, pratiquée immédiatement, a largement contribué à ce résultat.

La vue revient progressivement. La température oscille, depuis l'entrée, entre 37° et 37°,5.

Le 31, elle traîne un peu la jambe gauche, mais la force est égale des deux côtés, tant pour les membres inférieurs que pour les membres supérieurs. Il existe une légère ébauche de paralysie faciale gauche qui a fait son apparition huit jours après l'entrée de la malade à l'hôpital. Le signe de Kernig est toujours absent; la céphalée a presque totalement disparu; la vue est redevenue à peu près normale.

Un nouvel examen permet de distinguer les bords de la papille; l'œdème a diminué et l'acuité visuelle est augmentée. La malade quitte l'hôpital.

Elle revient le 9 novembre et se plaint encore de céphalée légère et de faiblesse des jambes. Il n'y a plus trace de paralysie faciale; les réflexes rotuliens sont un peu exagérés à gauche. Le fond de l'œil est normal; la vue est normale.

Ponctions lombaires. — On a pratiqué, chez cette malade, quatre ponctions lombaires : le 20 octobre, au troisième jour ; le 22 octobre, au cinquième jour ; le 29 octobre, au douzième jour, et le 16 novembre, au trentième jour de la maladie.

1° *Le troisième jour*, ponction dans le troisième espace.
Position assise.

Quantité : 15 centimètres cubes, dans les trois tubes.

Ecoulement en jet continu.

Coloration jaune rosâtre, uniforme dans les trois tubes.

Centrifugation : petit culot hématique. Liquide très jaune.

Numération : globules rouges $=$ 12.066, dont 766 sphériques et opaques. Eléments blancs $=$ 13.

Cytologie : globules rouges épineux et bien colorés. Globules plus volumineux et moins teintés par l'éosine. Equilibre cellulaire :

| | |
|---|---|
| Lymphocytes. . . . . . . . . . . . . . . . . | 8,43 |
| Polynucléaires . . . . . . . . . . . . . . . | 61,56 |
| Eosinophiles . . . . . . . . . . . . . . . . | 0,61 |
| Grands éléments uninucléés . . . . . . . . . | 29,37 |

Albumines : la globuline et surtout la sérine sont en quantité assez notable.

Sucre : la réduction par la liqueur de Fehling est normale.

Cryoscopie : $\Delta = - 0,60$.

Spectroscopie : absence des raies de l'oxyhémoglobine.

Pigments biliaires : la réaction de Gmelin est négative.

Urobiline : le liquide céphalo-rachidien ne montre pas de fluorescence par le chlorure de zinc ammoniacal. Dans les urines, on trouve une fluorescence peu marquée.

Réaction alcaline.

2° *Le cinquième jour*, ponction lombaire dans le quatrième espace.
Position couchée.

Quantité : 15 centimètres cubes, dans les trois tubes.

Ecoulement en gouttes lentes.

Coloration jaune rosâtre. Le liquide du deuxième tube est moins rosé que celui du premier et du troisième. Pas de coagulum.

Centrifugation : le culot hématique a diminué de volume, mais le liquide conserve à peu près la même teinte jaune qu'à la première ponction.

Numération : globules rouges $=$ 4.420, presque tous sphériques et opaques. Eléments blancs $=$ 4.

Cytologie : globules rouges peu, et très colorés. Equilibre cellulaire .

| | |
|---|---|
| Lymphocytes. . . . . . . . . . . . . . . . . | 47,71 |
| Polynucléaires . . . . . . . . . . . . . . . | 37,90 |
| Grands éléments uninucléés . . . . . . . . . | 14,37 |

Albumines : la globuline et la sérine sont en quantité décroissante.

Sucre : la liqueur de Fehling donne une réduction légère.

Cryoscopie : $\Delta = - 0,57$

Spectroscopie : les raies de l'oxyhémoglobine sont absentes.

Perméabilité : le KI, ingéré depuis quarante-huit heures à la dose de 4 grammes, n'est pas décelé dans le liquide céphalo-rachidien.

Pigments biliaires : la réaction de Gmelin est négative dans le liquide céphalo-rachidien.

Urobiline : dans le liquide céphalo rachidien il n'y a pas de fluorescence. La fluorescence est légère dans l'urine.

Réaction alcaline.

Jusqu'au neuvième jour, on constate une très légère fluorescence dans les urines.

3° *Le douzième jour*, ponction lombaire dans le cinquième espace.

Position assise.

Quantité : 12 centimètres cubes, dans trois tubes.

Centrifugation : culot hématique punctiforme. Liquide jaune.

Cytologie : globules très colorés et globules peu colorés. Lymphocytose peu abondante.

Sucre : la liqueur de Fehling donne une réduction légère.

Urobiline : la fluorescence n'existe pas dans le liquide céphalo-rachidien, ni dans l'urine.

4° *Le trentième jour*, ponction dans le quatrième espace.

Position assise.

Écoulement en gouttes lentes.

Liquide limpide.

Cytologie : rares globules rouges, petits et très colorés. Lymphocytose très légère.

Cryoscopie : $\Delta = - 0,56$.


## RÉSUMÉ DES DIX OBSERVATIONS PRÉCÉDENTES


**Causes.** — Ces formes curables se divisent, au point de vue étiologique, en deux groupes : les unes (Obs. I, II, III et IV), qui reconnaissent une étiologie évidente, un traumatisme portant directement sur le crâne et produisant, en même temps qu'une blessure du cuir chevelu, une hémorragie sous-arachnoïdienne. Sans la ponction lombaire on aurait pu croire à une simple contusion ou à une commotion cérébrale. Les autres semblent au contraire spontanées : ce sont des malades arrivés déjà à un âge où l'athérome des artères des centres nerveux peut créer un point faible, qui cède sous la pression vasculaire. (Obs. V, IX, X). Dans trois cas (Obs. VI, VII, VIII), nous ne trouvons pas d'étiologie directe ; il n'a pas été possible de déceler, par l'interrogatoire ou l'examen complet, une maladie pouvant être cause d'artérite cérébrale, comme la syphilis. Les trois malades ont été surpris par l'ictus, en pleine santé apparente, après un repas ou au milieu de leur travail. Ce sont des sujets encore jeunes (22, 48, 36 ans), à l'âge desquels l'athérome des artères pie-mériennes est exceptionnel.

**Symptômes.** — Dans ces formes curables, les signes de souffrance cérébrale sont plus effacés, et c'est le syndrome méningé qui émerge parfois dès le début. Mais des phénomènes cérébraux, plus ou moins atténués, prolongent la maladie quelque temps encore après la disparition du syndrome méningé, et, en fin de compte, la méninge se libère souvent des réactions pathologiques avant que le fonctionnement cérébral ne soit récupéré d'une façon complète.

*Troubles de l'intelligence et de la sensibilité.* — Dans les hémorragies traumatiques, un malade a eu une perte de connaissance qui a duré une heure environ (Obs. II). Le malade de l'observation IV a présenté un ictus aploplectique brusque, avec coma très profond mais également de courte durée, et un état d'agitation délirante lui a succédé, sans aucun symptôme de localisation en foyer. Deux malades, dont la guérison a été rapide (Obs. VI et VII), n'ont présenté ni ictus apoplectiforme, ni coma.

Dans presque toutes les observations, il y a une céphalalgie très vive qui survient d'emblée ou suit la période comateuse. Dans un cas, c'était une douleur atroce avec rachialgie aiguë et douleur de la nuque empêchant le moindre mouvement de la tête, tout cela avec des exacerbations extrêmement douloureuses, spontanées ou provoquées par le plus petit déplacement et le plus léger attouchement (Obs. VI).

Le délire est fréquent, léger ou intense, continu ou intermittent, et coïncide avec la phase maxima de l'hématolyse sous-arachnoïdienne

*Contractures et signe de Kernig.* — Une raideur de la nuque a été constatée chez les malades des observations VIII et X. Quatre malades ont présenté une rigidité musculaire, soit généralisée (Obs. VI), soit localisée à un côté parésié (Obs. VII). Il n'y a pas eu de déviation conjuguée de la tête et des yeux. Des contractures et un signe de Kernig persistant ont été constatés en même temps qu'un délire prolongé et une fièvre assez marquée (Obs. III). Ce signe existait également dans les observations VI et VIII, et avait une intensité véritablement extraordinaire. Il coïncidait avec deux sortes de phénomènes importants, dont l'évolution a été parallèle à ce signe. Dans l'observation VI, la rachialgie et la céphalalgie, extrêmement vives, se sont atténuées beaucoup le neuvième jour de la maladie, en même temps que disparaissait le signe de Kernig. Dans l'observation VIII, il a persisté plus d'un mois, et s'est superposé à une inondation périmédullaire très abondante, avec réactions hématolytiques intenses et prolongées.

*Paralysies.* — Elles sont absentes dans les hémorragies traumatiques et on ne trouve qu'un peu de parésie unilatérale, surtout marquée à la face, dans les observations IX et X. Ces phénomènes moteurs ont disparu très rapidement (8 ou 10 jours dans l'Obs. IX, 4 ou 5 jours dans l'Obs. X), ce qui nous permet de croire que ce sont des hémorragies purement méningées. D'ailleurs, le signe de Babinski s'est toujours produit en flexion. Chez les malades des observations VI, VII et VIII, il y a eu une hémiparésie à régression rapide. En même temps existaient quelques phénomènes spasmodiques. L'extension de l'orteil a marqué chez le malade de l'observation VIII, dont la parésie a été la plus ébauchée. Deux signes de lésions en foyer, rares dans l'hémorragie sous-arachnoïdienne, ont été notés : l'aphasie et l'amaurose.

*Aphasie.* — A peine l'hémiplégie entrait-elle en résolution et le malade recouvrait-il l'intelligence que nous constations une aphasie motrice pure. Celle-ci a persisté à l'état isolé, alors que toutes les autres fonctions étaient récupérées. Elle s'est amendée d'ailleurs rapidement et a guéri en deux mois environ.

*Amaurose.* — Ce symptôme a été observé chez la malade de l'observation X. L'examen oculaire, pratiqué dès le troisième jour de la maladie, a montré qu'il coïncidait avec un œdème papillaire et stase. La vue revint progressivement en même temps que disparaissait la stase.

*Symptômes généraux.* — Les vomissements se sont répétés à plusieurs reprises, dans six cas (Obs. I, V, VI, VIII, IX, X), au début de la maladie.

La fièvre a été surtout marquée chez les deux malades qui ont eu le plus de délire et de contractures (Obs. III et IV). Elle s'est élevée au-dessus de 38° et même de 39°, pendant que, dans la méninge, s'accomplissaient des réactions hématolytiques très intenses, accompagnées ou non de signes d'excitation nerveuse. Elle n'a jamais dépassé 40°, comme cela arrive fréquemment au moment de la terminaison des formes mortelles.

La glycosurie a été assez abondante chez un malade qui a présenté une hémorragie très considérable (Obs. V). Le sucre, constaté à son entrée à l'hôpital, avait, dès le lendemain, définitivement disparu des urines.

Raie méningitique dans les Obs. I et VI.

Le pouls était ralenti dans un cas (Obs. II).

**Liquide céphalo-rachidien.** — *Pression.* — Au moment de la résorption maxima du sang épanché, le liquide s'est toujours écoulé en jet ou en gouttes rapides, même quand l'hémorragie était peu abondante. Il est habituel de voir un écoulement plus lent dès que l'hématolyse massive est terminée.

*Abondance de l'hémorragie.* — D'une façon générale, elle est moins prononcée que dans les formes mortelles.

Il y a toujours eu absence de coagulum fibrineux dans les tubes.

Nous avons constaté les réactions hématolytiques déjà signalées dans les observations précédentes : réactions chromatiques, les modifiant jusqu'au retour à la limpidité normale du liquide

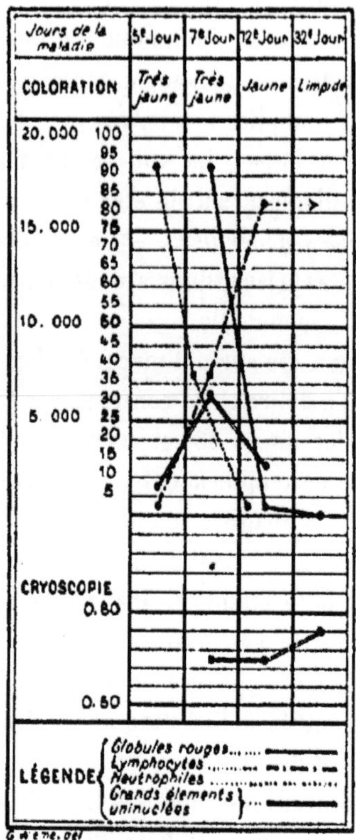


Fig. 6.

céphalo-rachidien, et équilibres cellulaires variables jusqu'après la disparition complète des globules rouges. Si la ponction lombaire est faite peu de temps après l'ictus, on constate une lymphocytose marquée (Obs. II, VI). Quand elle est pratiquée en pleine hématolyse (liquide très jaune), les polynucléaires neutrophiles abondent ; ces éléments disparaissent de l'espace sous-arachnoïdien dès que les hématies sont en petite quantité. Les lymphocytes restent seuls au milieu du reliquat hématique terminal: presque tous les globules rouges sont alors déformés ou dissociés, mais beaucoup prennent encore fortement l'éosine, surtout les globules nains ou épineux. Pendant toute l'hématolyse, cette différenciation dans les globules se constate sur les lames, et elle est surtout très nette à la période terminale. Nous figurons la courbe des variations cellulaires constatées dans l'observation VII (fig. 6).

Dans l'observation VIII, la méninge s'est montrée perméable au KI, le douzième jour de la maladie.

**Durée.** — La durée et la gravité de la maladie ont été à peu près en rapport avec l'abondance de l'hémorragie et tous les malades ont guéri de l'épanchement sous-arachnoïdien. De même nous avons assisté à la disparition des troubles cérébraux.


## III. — HÉMORRAGIES SOUS-DURE-MÉRIENNES ET SOUS-ARACHNOIDIENNES

Nous avons montré dans la classification des hémorragies sous-arachnoïdiennes qu'il était difficile à un épanchement sous-arachnoïdien d'envahir secondairement l'espace virtuel arachnoïdien. Mais inversement l'inondation sanguine est possible : un hématome sous-dure-mérien peut déchirer le feuillet viscéral de l'arachnoïde et gagner l'espace arachnoïdo-pie-mérien. Nous en avons observé un cas, il y a quelques mois, dans le service de M. Widal.

Dans l'année 1903, nous n'avons pas recueilli une seule observation, avec coexistence d'un épanchement dans les deux espaces. C'est donc une variété d'hémorragie bien plus rare que les cérébro-méningées ou les sous-arachnoïdiennes primitives.

Cependant, dans les hémorragies sous-arachnoïdiennes qui ont abouti à la guérison, il se trouvait peut-être des malades qui présentaient un hématome sous-dure-mérien ayant pénétré secondairement sous l'arachnoïde. Il est impossible de reconnaître toujours la localisation exacte de la source de l'hémorragie. Sur ce point, les renseignements fournis par la clinique et la ponction lombaire sont absolument insuffisants.

# CHAPITRE III

## ÉTUDE GÉNÉRALE DE L'HÉMORRAGIE SOUS-ARACHNOIDIENNE

Les observations qui précèdent, et en même temps les constatations faites par d'autres auteurs, vont nous permettre de faire un tableau général des hémorragies sous-arachnoïdiennes.

Cette étude acquiert aujourd'hui un intérêt nouveau. Comme nous l'avons dit avec MM. Chauffard et Boidin (1), l'intervention de la ponction lombaire dans le diagnostic des hémorragies méningées montre que l'hémorragie sous-arachnoïdienne primitive ou secondaire à une lésion intra-cérébrale est beaucoup plus fréquente qu'on ne l'aurait soupçonné à priori, et qu'elle intervient au cours de syndromes cliniques, dont l'interprétation sans la ponction serait restée tout à fait douteuse. Elle est beaucoup plus fréquente que la pachyméningite hémorragique, et c'est cette dernière cependant qui, dans toutes les descriptions pathologiques, occupe de beaucoup la première place. Aussi l'étude clinique et pronostique des hémorragies sous-arachnoïdiennes est tout entière à reprendre, grâce à ce moyen de contrôle si précieux que constitue la ponction lombaire.

Les anciens auteurs connaissaient les épanchements san-

(1) A. CHAUFFARD, G. FROIN et L. BOIDIN, *Presse méd.*, 24 juin 1903.

guins qui se faisaient dans tout le liquide céphalo-rachidien. Prus
dit, dans son Mémoire, que « la communication facile des liquides
séreux, purulents ou sanguins entre la cavité sous-arachnoïdienne de la moelle et les cavités sous-arachnoïdiennes et ventriculaires du cerveau ne doit jamais être perdue de vue (1) ».
De même, Gendrin avait noté que « toutes les fois qu'il y a épanchement de sang dans la cavité des ventricules du cerveau ou
dans le tissu des portions de l'encéphale faisant saillie dans ces
ventricules, ou enfin dans la pie-mère de la base, le sang colore
le fluide céphalo-rachidien et se délaie dans ce fluide jusqu'au bas
du canal vertébral, de sorte que chez les apoplectiques de la tête
on trouve le fluide céphalo-rachidien fortement coloré en rouge
dans le fourreau de la moelle (2) ». Cependant, M. le professeur
Hayem, dans une étude d'ensemble faite en 1872, commençait ainsi
son travail : « Il existe dans la science environ une centaine d'observations d'hémorragies intra-rachidiennes, et si l'on ajoute que
la presque totalité des cas observés a dû être publiée, on sera
frappé immédiatement de la rareté de ces états morbides » (3).
Dans sa classification des hémorragies intra-rachidiennes, il
en trouve seulement, parmi les observations qu'il a pu recueillir,
« huit dans lesquelles le sang était situé exclusivement dans
les mailles de la pie-mère. Les hémorragies sous-arachnoïdiennes
sont donc peu nombreuses. » (Hayem.)

C'est l'opinion qui régnait encore, il y a peu de temps.
Malgré la remarque de Prus et les constatations de Gendrin,
les hémorragies sous-arachnoïdiennes attiraient seulement l'attention quand l'épanchement, très abondant, enveloppait ou recou-
vrait en partie la moelle par des caillots. Il était difficile à
l'autopsie d'apprécier la teneur du liquide céphalo-rachidien en

(1) Prus, Mémoire sur les deux maladies connues sous le nom d'apoplexie méningée. *Mémoires de l'Acad. de médecine*, 1845.

(2) Gendrin, De l'apoplexie rachidienne. *Gaz. des hôp.*, 1850, n° 48.

(3) Hayem, *Des hémorragies intra-rachidiennes*. Th. d'agrégat., 1872.

hématies. Aussi, la plupart des livres classiques ne parlent point de la fréquente coloration du liquide céphalo-rachidien, dans les diverses hémorragies du névraxe. Enfin, en dehors des cas qui guérissaient et étaient méconnus, beaucoup se terminaient par la mort, après résorption d'une grande partie du sang épanché. Le mode de répartition du sang dans le liquide céphalo-rachidien, ses transformations, sa résorption, tout cela était impossible à dévoiler.

Voyons donc le chemin qu'a pu faire parcourir l'application de la ponction lombaire pour la connaissance plus approfondie de l'hémorragie sous-arachnoïdienne.

### § 1ᵉʳ. — Considérations étiologiques.

Nous ne parlerons pas de tous les états morbides dans lesquels les ruptures vasculaires, spontanées ou traumatiques, peuvent se rencontrer. Mais remarquons que la ponction lombaire montre la fréquence plus grande de l'hémorragie arachnoïdo-pie-mérienne, sous l'influence des causes susceptibles de la provoquer. Cela tient à ce que les seuls faits dont le diagnostic pouvait être assuré étaient, avant la rachicentèse, ceux qui se terminaient par la mort : bien des formes curables n'étaient même pas soupçonnées.

Cependant, parmi ces causes, il semble que les hémorragies dues aux traumatismes doivent prendre une extension considérable, et les statistiques qui concernent le siège des hématomes intra-craniens sont destinées sans doute à un bouleversement profond, grâce à la lumière apportée par l'exploration méningée. Le groupe des hémorragies sous-arachnoïdiennes occupe, dans ces statistiques, une place restreinte, par rapport aux autres variétés d'hématomes intra-craniens.

| STATISTIQUE DE GÉRARD MARCHANT (1) 35 cas | | STATISTIQUE DE M. CHIPAULT (2). 117 cas | |
|---|---|---|---|
| *Origine du sang* | | *Origine du sang* | |
| Sinus | 16 fois | Vaisseaux de la paroi crânienne | 5 fois |
| Vaisseaux méningés moyens | 30 fois | Sinus veineux | 30 fois |
| Veines du diploé | 1 fois | Artères et veines méningées | 72 fois |
| Vaisseaux de la pie-mère | 8 fois | Vaisseaux sous-arachnoïdiens | 11 fois |

Dans ces chiffres proportionnels entre les divers épanchements, beaucoup d'hémorragies sous-arachnoïdiennes curables ont certainement échappé aux observateurs.

En effet, la coloration sanglante du liquide céphalo-rachidien est très fréquemment constatée dans les traumatismes crâniens et rachidiens, non seulement après les fractures, mais encore à la suite de la commotion (choc traumatique) et de la contusion des centres nerveux. Jusqu'à l'emploi de la ponction lombaire, l'attention avait été attirée sur les ruptures vasculaires dans les centres nerveux en dehors de toute fracture ou fêlure osseuse : rupture de la méningée moyenne constatée par Jacobson (3), Hahn (4), Hutchinson Junior (5); hémorragies corticales et bulbaires signalées par M. Duret (6); hémorragies médullaires décrites dans les commotions spinales par MM. Chipault (7), Gussenbauer (8),

(1) G. Marchant, *Des épanchements sanguins intra-craniens consécutifs au traumatisme*. Th. de Paris, 1881.

(2) A. Chipault, *Traité de chirurgie* de Le Dentu et Delbet, t. IV, p. 664.

(3) Jacobson, On midl meningeal hemorrhage. *Guy's hosp. Reports*, 1886, t. XVI, 1847.

(4) Hahn, Ein Beitrage zur Chir. des Gerrivus, *Deutsche med. Wochensch.* Leipzig u. Berl., 1896, XXII, 209-249.

(5) Hutchinson Junior, *Méd. mod.* Paris, janvier 1896,,p. 5.

(6) Duret, *Études expérimentales sur les traumatismes cérébraux*. Thèse de Paris, 1878.

(7) Chipault, *Études de chirurgie médullaire*, 1893, p. 16.

(8) Gussenbauer, Ueber die Commotio medullæ spinalis. *Prager med. Woch.*, 1893, p. 485.

Wagner (1) et Stolper(2). La fragilité des vaisseaux superficiels des centres nerveux et leur rupture, avec coloration sanglante du liquide céphalo-rachidien, dans les fractures et les contusions, sont maintenant démontrées par de nombreuses observations dues à MM. Jacobi (3), Kiliani (4), Lenhartz (5), Braun (6), Strauss (7), Tuffier et Milian, Rochard, Poirier, Reynier (8), Mauclaire (9), Demoulin (10), etc., et enfin par nos observations.

Dans les fractures du crâne, ce n'est pas toujours au voisinage de la lésion osseuse que les vaisseaux sont ouverts. M. Tesson (11) a rapporté un cas dans lequel aucune espèce d'hémorragie n'existait du côté de la fracture ; mais, du côté opposé, le cerveau montrait des lésions de contusion destructive assez étendues et un épanchement sanguin en nappe recouvrant presque tout l'hémisphère. Ces foyers hémorragiques indirects, c'est-à-dire situés au point opposé de l'application du traumatisme, ont été signalés depuis longtemps dans la contusion cérébrale simple ou compliquant les fractures.

« Tout traumatisme cranien d'une certaine intensité peut s'ac-

(1) Wagner, Ueber die Erschütterung des Ruckenmarks. *Beitræge zur klin. Chirurg.* Tubingen, 1896, XVI.

(2) Stolper, Ueber traumatische Blutungen um und in das Ruckenmark. *Monatschrift f. Unfallheilkunde,* 1898, n° 2.

(3) Jacobi, *New York med. Journ.,* 1895.

(4) Kiliani, Lumbar puncture of an intradural hœmatoma of the spinal cord. *New York med. Journ.,* 14 mars 1896.

(5) Lenhartz, *Münch. med. Woch.,* 1896.

(6) Braun, *XXVI° Congrès des sociétés allemandes de chirurgie,* 1897.

(7) Strauss, Ueber die Bedeutung der Lumbalpunction für die Diagnose und Therapie der Hœmatorachis traumatica. *Charité Annalen,* 1900, p. 178.

(8) *Bull. Soc. de chirurgie,* juillet et déc. 1901.

(9) Mauclaire, Contusion et compression cérébrale à la suite d'une fracture du crâne avec large enfoncement. Trépanation cranienne et poncti'n lombaire décompressives. Guérison. *Bull. de la Soc. de péd.,* 9 juin 1901. *Bull. Soc. anat.,* oct. 1901.

(10) Demoulin, *Soc. de chirurgie,* 26 mars 1902.

(11) Tesson, Contribution à l'étude de la ponction lombaire dans les fractures du crâne. *Gaz. des hôp.,* 22 août 1902.

compagner d'hémorragie dans l'espace sous-arachnoïdien. » (Demoulin). Cette constatation peut avoir déjà son importance au point de vue de la nosographie. Les auteurs qui admettent avec M. le professeur Duplay, que « la contusion commence, quand par la violence du choc une rupture vasculaire s'est produite », verront le champ de la commotion cérébrale se restreindre d'une façon notable. En effet, tandis que nous avons recueilli cinq cas de traumatisme des centres nerveux avec hémorragie dans la cavité arachnoïdo-pie-mérienne, nous n'avons observé qu'un malade sans liquide céphalo-rachidien hémorragique, après un traumatisme cranien assez violent.

L'extension de nos connaissances en matière d'hémorragies sous-arachnoïdiennes n'est pas moindre, quand on considère les ruptures vasculaires en apparence spontanées. Dans plusieurs de nos observations il est difficile d'incriminer l'artérite athéromateuse ou syphilitique, reconnue comme la cause la plus habituelle des altérations des canaux sanguins. A ce point de vue, le chapitre des hémorragies sous-arachnoïdiennes est bien comparable à celui des hémorragies en général. Il existe là encore, comme en d'autres points de l'organisme, un groupe d'attente, dont l'importance diminuera avec la multiplication et la précision des recherches.

Remarquons les différences étiologiques dans les deux groupes, constitués par les hémorragies de source cérébrale et celles d'origine sous-arachnoïdienne. Le premier reconnaît comme cause très prépondérante l'artério-sclérose et se rencontre surtout chez les vieillards. Le second comprend beaucoup de sujets jeunes ou d'âge mûr, et la cause de l'hémorragie est alors plus difficile à mettre en évidence.

## § 2. — Le sang dans les espaces sous-arachnoïdiens. L'hématolyse intra-rachidienne et l'hématolyse en général.

### A. — LES ESPACES SOUS-ARACHNOIDIENS HÉMORRAGIQUES A L'AUTOPSIE. — L'HÉMATOME FIBRINEUX

A l'autopsie, on trouve une grande partie du sang, épanché dans la cavité arachnoïdo-pie-mérienne, sous forme de caillots, parfois très abondants, quand l'hémorragie a été important te et la mort rapide. Ces coagulations se modèlent d'une façon plus ou moins grossière sur la cavité qui les contient : elles comblent les rivi, les rivuli et les flumina de la convexité des hémisphères, et s'étalent sous forme de plaques et de membranes ou de pellicules fibrineuses remplissant les lacs de la base de l'encéphale ; elles constituent des masses, plus ou moins oblongues, ou arrondies, dans le cône dural, souvent infiltrées au milieu des nerfs de la queue de cheval. A l'intérieur des cavités ventriculaires, elles en épousent les contours, et quand la source de l'hémorragie provient d'un vaisseau intraencéphalique, la trame des caillots se poursuit souvent à l'intérieur de la pulpe nerveuse.

Une grande partie des coagulations s'édifie au voisinage du vaisseau rompu, surtout dans les hémorragies ventriculaires et corticales. Mais dans presque tous les cas, des globules rouges diffusent dans la cavité arachnoïdo-pie-mérienne tout entière. A ce point de vue, le siège et le volume du vaisseau qui saigne ont une grande importance, et l'on peut diviser les hémorragies qui prennent naissance dans la cavité cranienne en trois groupes :

1° Les hémorragies à inondation primitivement ventriculaire;
2° les hémorragies nées sur la convexité; 3° les hémorragies
dont la source est à la base de l'encéphale.

**1° Hémorragies à inondation primitivement ventriculaire.** —
Dans ces hémorragies, le sang rencontre, au cours de sa dissémination dans le liquide céphalo-rachidien, des défilés très étroits
ou des membranes fragiles (trou de Monro, lame terminale,
aqueduc de Sylvius, plafond du quatrième ventricule, fente cérébrale de Bichat) qu'il peut rompre ou dilater, mais qui l'ar-
rêtent et permettent à la coagulation de se faire en partie à l'intérieur des cavités encéphaliques. Les globules sont presque
tous retenus par les caillots.

Parmi les inondations sanguines dans le liquide céphalo-
rachidien, ce sont celles qui ont le plus de tendance à se loca-
liser, et Fürbringer a signalé des hémorragies ventriculaires, dans
lesquelles le liquide céphalo-rachidien ne présentait pas l'aspect
sanguinolent (1). Nous en avons observé deux cas, mais la centrifugation a permis de déceler la présence d'une très petite
quantité de globules rouges.

Ce sont surtout ces hémorragies ventriculaires qui peuvent
entraîner les lésions décrites par MM. Duret (2), A. Robin et
Küss (3) : dilatation ou éclatement de l'aqueduc de Sylvius,
traumatisme du plancher du quatrième ventricule, dilatations
vasculaires avec piqueté sanguin ou foyers hémorragiques
du plancher bulbaire. Ces altérations seraient dues, pour ces
auteurs, au choc du liquide céphalo-rachidien. Mais pourquoi
l'ondée sanguine ne réaliserait-elle pas ces traumas, pour son
propre compte? Une autopsie nous a montré un aqueduc de Sylvius dilaté, comblé par des globules rouges, et il est fréquent de

---

(1) Fürbringer, *Soc. de méd. de Berlin*, 1897, 15 nov.

(2) Duret, *Études sur les traumatismes cérébraux*. Thèse de Paris, 1878.

(3) A. Robin et Küss, Apoplexie cérébrale et glycosurie. *Méd. moderne*, 1897.

voir la cavité du quatrième ventricule remplie de sang coagulé, qui peut comprimer le plancher bulbaire.

**2° Hémorragies à point de départ cortical.** — Le sang est alors projeté au niveau d'espaces sous-arachnoïdiens réticulés, de petites dimensions, et peut léser la substance nerveuse sous-jacente du fait seul de son irruption, si le jet artériel est volumineux et puissant. Mais comme il existe à ce niveau des flumina et en particulier la large dépression sylvienne, les voies de dégagement sont suffisantes pour permettre une diffusion sanguine très notable. Cependant, la dissémination des globules rouges reste très difficile, si le bulbe, comme l'a décrit M. P. Marie, vient à être bloqué dans le trou occipital par l'engagement de la portion amygdalienne du cervelet (1). Le trou occipital constitue un véritable détroit, dans lequel peut s'abaisser le cervelet, et les espaces sous-arachnoïdiens sont alors étranglés. La voie de passage pour les globules rouges, vers la cavité spinale, se trouve fermée. MM. Barth et Cahen ont justement observé une hémorragie méningée sus-cérébelleuse, nettement sous-arachnoïdienne, dans laquelle la ponction lombaire avait été absolument négative : la centrifugation n'avait décelé aucun globule rouge (2). Cela résultait peut-être du mécanisme de l'engagement amygdalien.

**3° Hémorragies par rupture des vaisseaux de la base.** — L'étendue des lacs sous-arachnoïdiens et le sac spinal largement ouvert permettent au sang d'arriver très vite et en très grande quantité à la région lombaire. Il semble parfois faire embolie dans le cône dural, car beaucoup de caillots peuvent se rencontrer au milieu des nerfs de la queue de cheval.

Il en résulte que l'effondrement de la substance nerveuse de la base, de dehors en dedans, par suite du choc sanguin, que

(1) P. Marie, Sur la compression du cervelet par les foyers d'hémorragie cérébrale. *Soc. de Biol.*, 1er juillet 1899.

(2) Communication orale de M. Cahen.

l'hémorragie méningo-cérébrale, en un mot, sera sans doute exceptionnelle. Rappelons également que cette région de l'encéphale est surtout constituée à sa périphérie par des fibres blanches, beaucoup plus résistantes que la substance grise devant les destructions des épanchements sanguins, comme le prétend M. P. Marie (1). Par contre, le sang peut s'insinuer sous la piemère sur une plus ou moins grande étendue et englober cette membrane dans ses couches fibrineuses.

Les coagulations se rencontrent dans les différents diverticules de la cavité arachnoïdo-pie-mérienne, mais elles prédominent en général dans le lieu qui avoisine le vaisseau rompu. Par suite de leur abondance et de leur localisation, si elles ne produisent pas toujours une destruction de l'axe cérébro-spinal, elles peuvent du moins le comprimer et entraîner par leur présence les réactions les plus caractérisées de la compression et de l'irritation cérébrale. Ces plaques fibrineuses, plus ou moins étendues, figées sur le névraxe, englobent les vaisseaux et l'origine réelle des nerfs craniens. Cependant ces caillots sont en général mous et gélatiniformes : ils se dissocient avec la plus grande facilité. Nous pensons que cela tient à leur imbibition par le liquide céphalo-rachidien : les mailles fibrineuses, ainsi infiltrées, sont lâches et fragiles.

Ces constatations montrent donc que la nature emploie, ici encore, son moyen d'arrêt habituel des hémorragies en général : la constitution d'un caillot oblitérateur. Il est probable que son édification est très rapide, sinon le liquide céphalo-rachidien, constamment oscillant, viendrait diluer et répandre le sang dans toute l'étendue de l'espace liquide : la quantité des globules rouges mobilisés pourrait atteindre ainsi, dans tous les cas, des proportions considérables.

(1) P. MARIE, Hémorragie cérébrale. *Traité de médecine* de BROUARDEL et GILBERT, t. IX.

Si le sang se coagule presque tout entier autour du vaisseau d'où il jaillit, des globules rouges sont d'abord entraînés et d'autres ensuite détachés de la périphérie des coagulations, par le flux et le reflux incessant du liquide céphalo-rachidien. Celui-ci se teinte alors très fortement, de la même façon que se colore, dans un vase que l'on agite légèrement, un liquide au milieu duquel flotte un caillot de sang. Mais cet essaimage des hématies dans le liquide de la cavité sous-arachnoïdienne doit se faire bien plus facilement que dans un vase : ce flux et ce reflux incessant agissent sur une masse dont la solidité des mailles est compromise par le liquide oscillant lui-même. De plus, l'étroitesse et les nombreuses aspérités de la cavité arachnoïdo-pie-mérienne facilitent les adhérences fibrineuses et nuisent à la rétraction du caillot. Il est très probable, pour toutes ces raisons, que les globules rouges se détachent facilement du réticulum qui les enserre, surtout après la mise en scène des actes hématolytiques. Aussi, les caillots ne sont jamais entourés par une fausse membrane. Prus l'avait déjà remarqué et avait dit : « Peut-être aussi cette absence de membrane tient-elle au flux et au reflux du liquide céphalo-spinal » (1). C'est l'opposé de l'hématome sous-dure-mérien : dans la cavité arachnoïdienne virtuelle, l'hématome, bien rétracté, serré, plus consistant, subit une désintégration infiniment lente, pouvant aboutir facilement à l'inflammation chronique.

Dans nos autopsies, nous n'avons pas constaté les hémorragies secondaires pie-mériennes, médullaires, cérébelleuses et cérébrales signalées par M. Crouzon dans trois cas (2). Et la lecture des observations de cet auteur nous engage plutôt à penser qu'il s'agit de coagulations et de dépôts sanguins dépendant du foyer hémorragique primitif, ou de suffusions

(1) Prus, *loc. citato.*
(2) Crouzon, Les Hémorragies secondaires de l'hémorragie cérébrale et la couleur sanglante du liquide céphalo-rachidien. *Soc. de neurologie,* 16 janv. 1902.

sanguines survenues après la mort. Dans quelques hémorragies rigoureusement intra-cérébrales, nous n'avons jamais vu une teinte rouge du liquide céphalo-rachidien.


## B. — LE LIQUIDE CÉPHALO-RACHIDIEN HÉMORRAGIQUE RECUEILLI PAR LA PONCTION LOMBAIRE. — L'HÉMATOME LIQUIDE

**Technique de la ponction rachidienne.** — MM. Tuffier et Milian ont décrit le manuel opératoire auquel il faut se conformer, pour éviter de recueillir du sang par une piqûre accidentelle (1). Ils insistent sur les mouvements de va-et-vient qu'il faut imprimer à l'aiguille, quand on voit s'écouler du sang provenant d'un vaisseau blessé au moment de la ponction. Cet incident sera presque toujours évité si l'on emploie une aiguille à biseau très court et très tranchant (aiguille de Tuffier en platine iridié). Elle sera munie d'un mandrin, enfoncé jusqu'au niveau du biseau, que l'on enlève seulement lorsque la pointe de l'instrument est entrée dans la cavité sous-arachnoïdienne.

Il faut se munir de plusieurs tubes et recueillir le liquide céphalo-rachidien, ainsi que le conseillent MM. Tuffier et Milian, au moins dans trois tubes.

**Pression.** — Quand le liquide céphalo-rachidien s'écoule en jet, on peut affirmer qu'il y a hyperpression de ce liquide, car, à l'état normal, il ne sort jamais en giclant. Mais l'issue en gouttes rapides, lentes et très lentes, n'a pas de signification indiscutable, parce que souvent l'écoulement lent est dû à une oblitération partielle du biseau ou de la lumière de l'aiguille, et au cours d'une même ponction, on peut voir des gouttes, d'abord lentes, se précipiter en gouttes rapides, sous l'influence d'un mouvement du malade ou d'un déplacement de l'aiguille. La

---

(1) Th. TUFFIER et G. MILIAN, Technique de la ponction lombaire dans les hémorragies intra-rachidiennes. *Presse méd.*, 5 mars 1902.

position du malade a une grande importance. S'il est assis,
l'écoulement est en général plus rapide que s'il est couché.
Kronig (1) a noté que chez une personne couchée sur le côté,
la pression minima était de 125 millimètres, tandis que dans la
station assise, cette pression atteignait 410 millimètres (sujets
sains).

D'une façon générale, l'issue en jet, que les malades soient
assis ou couchés, se fait surtout au moment de la grande activité
de la résorption sanguine. Il y a concordance habituelle entre la
période de l'hématolyse massive et l'hyperpression du liquide.
A ce moment, il se produit souvent une augmentation du délire,
des phénomènes hypertoniques et douloureux. Nous dirons donc
que les hémorragies avec grande exagération du tonus s'accompagnent plutôt d'hyperpression du liquide céphalo-rachidien.

**Abondance de l'hémorragie.** — On apprécie l'abondance de
l'hémorragie, par la coloration plus ou moins sanglante du
liquide céphalo-rachidien, par le volume du culot hématique
après centrifugation, et surtout la numération des hématies, pro-
posée par M. Milian (2).

Les différentes teintes du liquide céphalo-rachidien hémorragique ont été étudiées, en vue du diagnostic, sous le nom général
de « Chromo-diagnostic », par M. Sicard (3). Mais c'est à
M. Bard que revient le mérite d'avoir insisté sur ces changements de coloration. Il a décrit l'aspect jaunâtre que peut revêtir
le liquide céphalo-rachidien dans certains cas de méningite ou
dans les hémorragies du névraxe (4). De nombreuses observations ont été publiées ensuite par MM. Netter et Clerc (5), Salo-

(1) KRONIG, Valeur clinique de la ponction lombaire. *Sem. méd.*, 1897, p. 437.
(2) G. MILIAN, Le Liquide céphalo-rachidien hémorragique. *Gaz. hebd. de
méd. et de chir.*, 7 août 1902.
(3) SICARD, *Bull. Soc. de biol.*, 30 nov. 1901 et 25 janvier 1902. — F. WIDAL
et SICARD, *Tr. de pathol. génér.*, t. VI, 1903.
(4) BARD, *Soc. de biologie*, 6 juillet 1901, et *Semaine médicale*, 14 oct. 1903.
(5) NETTER et CLERC, Hémorragie des méninges médullaires. Renseignements fournis par la ponction lombaire. *Soc. méd. des hôp. de Paris*, 1901.

mon (1) , Widal et Le Sourd (2), Tuffier et Milian (3), ainsi que plusieurs thèses, et entre autres celle de M. Mathieu (4), inspirée par M. Sicard, et celle de M. Milliet (5), inspirée par M. Milian.

La teinte sanglante est plus ou moins prononcée : elle est rouge vif ou rosée, comme celle du sang artériel, rarement noirâtre. Des hémorragies très considérables, surtout dans les fractures du crâne (3.380.000 globules rouges dans un de nos cas), feraient croire à la ponction d'un vaisseau, si les caractères si nets du liquide céphalo-rachidien hémorragique ne permettaient d'affirmer l'origine sous-arachnoïdienne du sang. Les ponctions en série montrent l'atténuation graduelle de la teinte sanguinolente, tandis qu'apparaît une teinte plus ou moins jaune dont l'intensité décroît lentement.

MM. Tuffier et Milian ont pensé que l'inégalité de coloration du liquide dans les différents tubes indique formellement qu'il ne s'agit pas d'hémorragie intra-rachidienne. Cela est vrai, dans la plupart des cas : une piqûre vasculaire accidentelle entraîne l'écoulement d'un liquide sanglant d'abord et limpide ensuite. Mais il est possible de constater, dans une hémorragie sous-arachnoïdienne, une inégalité de teinte par l'épreuve des trois tubes. Et il est probable que cette irruption des globules rouges en quantité variable, au cours d'une même ponction, résulte de deux ordres de phénomènes : soit que la pointe de l'aiguille vienne s'arrêter dans une zone de sédimentation des hématies, soit qu'il se produise au cours de la ponction de véritables « remous » entraînant des variations considérables dans le débit globulaire.

(1) SALOMON, Ponction lombaire dans un cas d'hémorragie cérébrale. Liquide sanguinolent. Présence du sucre. *Soc. biologie*, 8 juin 1901.

(2) F. WIDAL et LE SOURD, *Soc. de biologie,* 30 nov. 1901.

(3) TUFFIER et MILIAN, *loc. cit.*

(4) P. MATHIEU, *Chromo-diagnostic du liquide céphalo-rachidien.* Thèse de Paris, 1902.

(5) A. MILLIET, *De la valeur diagnostique de la ponction lombaire dans les hémorragies du névraxe.* Th. de Paris, 1902.

La centrifugation, en montrant les proportions relatives entre
le volume du culot hématique et le liquide surnageant, permet
aussi de se rendre compte de l'importance de l'hémorragie. Mais
la méthode qui permet d'apprécier le plus rigoureusement le
nombre des hématies est l'hématimétrie, faite après dilution quand
les globules sont trop nombreux. La quantité des globules est
extrêmement variable et dépend non seulement du volume du
vaisseau rompu mais encore de son siège et de l'âge de l'hémorragie. Pour des raisons anatomiques que nous avons déjà signalées, on peut classer les différentes hémorragies, au point de
vue de la dissémination des hématies à travers les espaces sous-
arachnoïdiens, dans l'ordre suivant :

1° L'inondation dans les ventricules latéraux, qui peut s'accompagner, plus facilement que tout autre, d'un liquide clair avec
culot hématique punctiforme. C'est le liquide histologiquement
hémorragique. Ces cas « d'hémocytose achromatique » (Dupré
et Sébilleau) (1) du liquide céphalo-rachidien ne sont pas rares.

Dans ces hémorragies ventriculaires il faut encore tenir
compte de la situation profonde ou superficielle du foyer intraencéphalique (en cas d'hémorragie cérébro-méningée). Si le foyer
cérébral est étendu et l'issue méningée étroite, les coagulations
retiennent le plus grand nombre des hématies dans le parenchyme et peu de globules rouges sont entraînés dans les cavités
ventriculaire et sous-arachnoïdienne. Au contraire, si le foyer
cérébral est superficiel et la déchirure large, la dissémination
des hématies est plus facile et la ponction lombaire permet
de mieux apprécier l'abondance de l'inondation sous-arachnoïdienne. Aussi, tout en ne lui attribuant que la valeur
d'une loi biologique, on peut émettre la formule suivante :
L'hémorragie cérébrale à gros foyer s'accompagne d'une

(1) E. DUPRÉ et SÉBILLEAU, Hémorragie cérébrale. Inondation ventriculaire. Hémocytose achromatique du liquide céphalo-rachidien. *Soc. de neurol.*,
5 mars 1903.

légère hémorragie méningée ; l'hémorragie méningée très abondante correspond à une destruction cérébrale peu étendue.

2° Dans les hémorragies purement sous - arachnoïdiennes, corticales ou basilaires, le sang peut arriver très vite et en très grande quantité à la région lombaire. Lorsqu'on pratique la ponction, il semble parfois qu'il s'écoule du sang pur. Nous avons eu ainsi jusqu'à 2.030.000 globules rouges par millimètre cube de liquide céphalo-rachidien. Ce chiffre est d'ailleurs tout à fait exceptionnel : il s'est rencontré après une rupture de l'artère cérébrale postérieure. Or, les hémorragies méningées ont rarement leur source dans les gros troncs encéphaliques. De plus, une autre raison anatomique permet de faire comprendre que ces hémorragies n'atteignent jamais, dans l'espace sous-arachnoïdien, l'importance qu'elles peuvent acquérir en d'autres points de l'organisme, dans les grandes séreuses par exemple. Dans l'hémothorax et dans l'hémopéritoine, le sang peut s'épancher en grande abondance : il refoule d'une part des organes peu résistants qui se rétractent et s'aplatissent à l'extrême, et de l'autre des parois qui s'amplifient sous la moindre poussée. Les conditions sont différentes dans le crâne osseux et sous la dure-mère rachidienne qui se refuse à une grande extension. Le sac arachnoïdien, comblé de substance nerveuse, gonflé de liquide céphalo-rachidien, trouve tout de suite son « trop plein ». Sa dilatabilité possible est bien minime. Dès lors, chiffrons toujours les épanchements sanguins sous-arachnoïdiens par des grammes, et laissons dans les thorax et les abdomens les grandes saignées qui peuvent dépasser des litres. Cette remarque, faite sur la quantité comparativement peu abondante des épanchements sanguins du névraxe et de ses enveloppes, nous servira bientôt pour essayer de comprendre certaines particularités, concernant l'hématolyse intra-rachidienne.

Le nombre des globules rouges diminue à mesure qu'on s'éloigne de l'ictus apoplectique, et ceci s'explique par la rapidité d'apparition des processus de résorption que nous décrirons plus loin.

Ce nombre est encore influencé par l'espace intervertébral dans lequel on pratique la ponction. Ainsi, dans un cas, l'exploration simultanée de deux étages sous-arachnoïdiens a montré 6.840 globules rouges dans le cinquième espace et 2.080 dans le troisième. Une autre fois, la quantité des globules rouges était plus élevée dans le liquide retiré du troisième espace que dans celui du cinquième.

Dans les hémorragies sous-arachnoïdiennes très abondantes, de gros caillots peuvent se former dans le cône dural, et si la pointe de l'aiguille pénètre dans ces caillots, la ponction lombaire peut rester négative ou permettre seulement l'écoulement de quelques gouttes de liquide comparable à du sang pur. Là encore, les coagulations très étendues, peuvent retenir une grande quantité de globules rouges. Dans ces conditions, l'hématome fibrineux représente une masse globulaire bien plus importante que celle de l'hématome liquide, et le degré de saturation en hématies de ce liquide, dévoilé par la ponction lombaire, est loin d'indiquer l'importance réelle de l'hémorragie. Mais pour les raisons anatomo-physiologiques que nous avons exposées, on comprend que ce fait est bien plus rare que dans les hémorragies cérébro-méningées.

**Absence de coagulum fibrineux.** — MM. Tuffier et Milian ont insisté les premiers sur l'absence de coagulum fibrineux (1). C'est l'un des caractères les plus importants du liquide céphalo-rachidien hémorragique, en l'absence d'inflammation méningée. Nous l'avons constaté dans toutes nos observations, même dans celle qui montrait 3.380.000 globules rouges par millimètre cube. Il n'y a jamais de coagulation dans les tubes, puisqu'elle s'est faite dans la cavité arachnoïdo-pie-mérienne.

(1) Tuffier et Milian, *Presse méd.*, 5 mars 1912.

Au contraire, « tout sang venant directement des vaisseaux au moment de la ponction coagule : il suffit donc de regarder les tubes où l'on a recueilli le liquide; si l'hémorragie est accidentelle, voici ce qu'on observe : peu abondante, elle fournit seulement quelques flocons fibrineux qui nagent dans le liquide. Quand le sang est suffisamment abondant pour colorer le liquide en rouge vif, un caillot se dépose au fond du tube, proportionnel comme volume à l'importance de l'hémorragie.

« Rien de semblable ne se passe dans les hémorragies intra-rachidiennes. Le liquide sanguinolent obtenu par ponction lombaire dans ces cas n'est pas coagulable. Les globules rouges brassés dans le liquide céphalo-rachidien se trouvent dans un état analogue à celui du sang recueilli dans les divers sérums artificiels. Il en résulte qu'ils se déposent au fond du tube sous l'action de la pesanteur, mais ne forment pas de caillot, ainsi qu'on peut s'en rendre compte en agitant le liquide, et en lui redonnant sa couleur rouge homogène primitive. » (Tuffier et Milian.)

Il faudra beaucoup de prudence, pour affirmer qu'une hémorragie méningée, non accompagnée de méningite, a donné un liquide céphalo-rachidien sanguinolent et coagulable. Des observations comme celles de M. Bruneau (1) ne sont pas démonstratives. Cet auteur a retiré, chez un malade atteint d'hémorragie méningée, trois heures après la mort, 40 centimètres cubes de liquide rouge vif qui s'est coagulé. Or, la ponction lombaire, pratiquée sur le cadavre, donne très facilement un mélange de liquide céphalo-rachidien et de sang : ce dernier coagule parce qu'il sort directement d'un vaisseau.

L'hémorragie minime, avec liquide clair et culot hématique punctiforme, est la plus difficile à interpréter. La présence des globules rouges est-elle due à une piqûre vasculaire ou à une hémorragie méningée et surtout cérébro-méningée ? La question

____

(1) BRUNEAU, De la valeur de la ponction lombaire pour le diagnostic de l'hémorragie méningée. *Marseille médical*, 15 avril 1902.

ne peut être toujours résolue, mais alors la constatation des réactions hématolytiques, si atténuées soient-elles, peut permettre un diagnostic.

**Processus de résorption sanguine. Hématolyse.** — Avant d'aborder l'étude détaillée de ce phénomène, nous voulons bien mettre en évidence l'intérêt qu'il acquiert à être scruté au niveau de la cavité arachnoïdo-pie-mérienne.

En effet, si l'autopsie nous montre, comme dans tout épanchement sanguin, des caillots fibrineux, la ponction lombaire fait seulement constater un nombre plus ou moins considérable de globules rouges en suspension dans le liquide céphalo-rachidien. Voilà donc deux parts dans la masse sanguine extravasée : une partie solide et une partie liquide. Nous avons étudié, dans le chapitre précédent, la partie solide. Profitons des rachicentèses répétées, pour analyser la partie liquide et pour en sonder toutes les transformations. Des colorations changeantes, des afflux leucocytaires variés et bien d'autres réactions locales ou générales, vont être décelées, dans ce milieu si particulier. Les modifications pigmentaires vont justement teinter un liquide normalement incolore ; les réactions leucocytaires se succéder dans une humeur dont nous pouvons examiner le contenu à l'état frais ou après fixation, et dont il est possible de noter et de figurer rigoureusement le bilan cellulaire. Grâce à la centrifugation, nous pouvons mettre ici ce qui est organisé, là ce qui est fluide. Mais souvenons-nous que nous avons affaire à une cavité réelle avec un liquide préexistant à l'irruption sanguine. Aussi toute réaction pigmentaire se trouve condamnée à un certain état de dilution, et ne peut s'observer dans toute sa pureté. Par contre, les degrés de saturation très divers de l'hématome en globules rouges vont montrer que l'organisme tient compte dans ses efforts destructifs, non seulement de la quantité des globules extravasés, mais aussi de leur état de concentration.

Modifications des globules rouges, globulolyse. — L'examen à l'état frais fait voir des altérations plus ou moins prononcées des globules rouges qui nagent dans le liquide. La forme des hématies se modifie d'abord, et très rapidement, on voit un certain nombre de globules rouges qui deviennent les uns épineux, les autres sphériques et opaques. Le nombre de ces globules déformés va en augmentant dans les jours qui suivent, à mesure que l'hématolyse s'accomplit, et lorsque la résorption sanguine arrive à son maximum, il en existe un très grand nombre.

D'autres hématies se décolorent, et se transforment en globules rouges pâles, dont le contour seul est quelquefois visible. Ce sont les chlorocytes ou achromatocytes de M. Hayem et les ombres de globules rouges de M. Ehrlich. Il suffit souvent de diluer le liquide céphalo-rachidien avec les liquides conservateurs usuellement adoptés pour les faire disparaître. Enfin, on voit des débris protoplasmiques presque incolores qui représentent certainement le résidu de la dissociation des globules ou phénomène de la globulolyse. Ce sont des hématolytes, véritable poussière globulaire (beaucoup ressemblent aux hématoblastes de M. Hayem). Quand la destruction hématique est très rapide, ces globules pâles ou ces débris globulaires ne se voient pas ou existent en petite quantité. Mais quand elle se ralentit, les ombres globulaires et les hématolytes sont beaucoup plus nombreux.

Les colorations montrent des globules rouges géants ou de dimensions normales, moins colorés par l'éosine que des globules nains ou épineux, fortement teintés. Dans ces derniers, l'éosine colore surtout la portion épineuse ; la portion centrale est souvent moins teintée. La globulolyse ne se constate pas toujours nettement sur les préparations desséchées. Nous en avons obtenu, cependant, qui étaient entièrement ponctuées de granulations rougeâtres, avec certains globules dissociés en sphères de dimensions variables ou en fragments ayant la forme de croissants prenant intensément l'éosine (fig. 1, pl. II).

PLANCHE II

Fıg. 1. — Figures de globulolyse, le 17ᵉ jour d'une hémorragie sous-arachnoïdienne. Globules rouges fragmentés en sphères et en croissants volumineux : certains prennent vivement l'éosine. Petits fragments granuleux (poussière globulaire) moins colorés. Lymphocytes et grand élément uninucléé en voie de désintégration (Hémat. éos. — Gr., 1.0[0).

Fıg. 2 et 3. — Hémato-macrophages de dimensions diverses. On voit un globule rouge épineux ou plutôt granuleux, à centre moins coloré que les petites boules périphériques. Un globule géant et un globule nain : ce dernier est très coloré (Hémat. éos. Gr., 780).

Fıg. 4. — Grands éléments uninucléés vacuolaires et déchiquetés (Hémat. éos. Gr., 780).

Fıg. 5. — Polynucléaires renfermant des débris globulaires teintés par l'éosine. Les particules prenant l'éosine sont généralement plus irrégulières et il est exceptionnel de voir les polynucléaires, avec cet aspect, dans l'hémorragie méningée (Hémat. os. Gr., 780).

Cette division des globules rouges en de nombreux petits fragments, sans passage de l'hémoglobine dans le liquide ambiant n'avait pas encore été constatée chez l'homme, mais seulement chez les animaux, après intoxication par la toluylène-diamine (1).

Les numérations successives indiquent une décroissance régulière dans le nombre des hématies, mais la résorption semble se faire en deux stades : le premier, qui se manifeste après 4, 5, 6 ou 7 jours, par une diminution considérable du nombre des globules rouges, et le second par une disparition très lente du reliquat hématique. MM. Tuffier et Milian (2) ont constaté la rapidité initiale de cette résorption, et nous avons indiqué avec MM. Chauffard et Boidin (3) la persistance d'un minime culot résiduel. A ce stade, les globules rouges sont généralement très altérés et présentent souvent des figures de globulolyse.

La disparition des hématies en deux phases doit être comprise de deux façons différentes. La résorption massive porte sur les globules rouges entraînés et mobilisés par le liquide céphalo-rachidien au moment du raptus sanguin, et il se peut que la phase de résorption lente s'adresse à des hématies qui sont successivement mises en liberté par l'usure graduelle des coagulations sous-arachnoïdiennes ou ventriculaires. Mais une constatation importante doit être faite à propos de cette diminution des globules rouges : il y a un parallélisme très net entre la rapidité de la résorption et l'apparition de certaines variétés d'éléments cellulaires et leucocytaires qui se mélangent aux hématies. Ces leucocytes ont un rôle à remplir. Avant de considérer ces éléments blancs, voyons les modifications du liquide céphalo-rachidien qui se superposent à la destruction globulaire.

(1) Ehrlich, Lazarus et Pinkus, Leukæmie, Pseudo-leukæmie, Hæmoglobinæmie, 8ᵉ vol. du *Tr. de pathologie* de Nothnagel, p. 151.

(2) Th. Tuffier et Milian, Pronostic des fractures du crâne par la ponction lombaire. *Soc. anat.*, 1901.

(3) A. Chauffard, G. Froin et L. Boidin, *loc. citato*.

Modifications pigmentaires. Hémoglobinolyse. — Les modifications chromatiques, étudiées après centrifugation, ont donné lieu à des interprétations nombreuses, et ont été très discutées par MM. Bard, Sicard, Tuffier et Milian. Les ponctions en série, que nous avons pratiquées, nous permettent de résoudre la question d'une façon absolue. Les colorations du liquide hémorragique sont au nombre de trois : jaune ou xantochromique, jaune verdâtre et jaune rosâtre ou brunâtre (1).

C'est à l'hémoglobine que sont dues toutes les pigmentations anormales du liquide céphalo-rachidien. Nous donnons le nom d'hémoglobinolyse aux actes qui aboutissent à la transformation de l'hémoglobine. L'hémoglobinolyse suit en général une marche parallèle à l'ensemble des phénomènes hématolytiques. Ainsi, on peut considérer que la xantochromie correspond à une hématolyse légère, les colorations jaune rosâtre et jaune verdâtre à une hématolyse considérable. Au cours d'une même hémorragie, selon le degré de cette hématolyse, on peut voir ces réactions pigmentaires se succéder, mais à la condition que la teneur du liquide cérébro-spinal en éléments hémoglobinifères atteigne des chiffres très élevés.

Nous n'avons pu constater cette triple variation de teinte que dans un seul cas. La concentration globulaire était considérable et il y avait même, quelques heures après l'ictus apoplectique, une teinte jaune assez prononcée, due en partie au sérum sanguin. Après la disparition massive des hématies, dont le nombre, entre le troisième et le cinquième jour de la maladie, a baissé de 2.030.000 à 517.500, nous avons trouvé un liquide jaune verdâtre ; le septième jour, après cette forte hématolyse, le liquide était légèrement rosé.

(1) Nous ne citerons pas toutes les nuances que peut revêtir le liquide céphalo-rachidien coloré. Les comparaisons avec des vins, liqueurs, essences, amers, etc., ont été nombreuses : vin gris, vin de Champagne, chartreuse, thé, etc. Retenons les trois couleurs fondamentales : jaune, jaune vert et jaune brunâtre ou rosâtre.

Dans plusieurs hémorragies abondantes nous avons vu encore ces modifications chromatiques. Par exemple, une xantochromie initiale légère fait place à une coloration très jaune. Le liquide est ensuite rosé, puis il redevient jaune, légèrement jaunâtre et finalement limpide. La teinte rosée est constatée, en passant par la xantochromie, et la limpidité normale revient, en retrouvant encore dans la série chromatique une coloration jaune. La teinte rosée répond à la période d'activité maxima de l'hématolyse et à une avance marquée de la mise en liberté de l'hémoglobine du stroma globulaire sur son évolution pigmentaire. La xantochromie concorde avec l'origine et avec le déclin de la destruction hématique : elle résulte d'une marche parallèle dans la mise en liberté de l'hémoglobine et sa transformation.

Une notion importante est également fournie par le degré de concentration de l'hématome. Si la dilution globulaire est très marquée, la modification pigmentaire est unique, purement xantochromique, pendant toute l'évolution de l'hématolyse. Seuls, les hématomes concentrés aboutissent à la création de pigments biliaires.

L'apparition de ces teintes et en particulier de la coloration jaune peut être très rapide, parfois dès le deuxième jour de la maladie, et même quelques heures après l'ictus. Cela dépend de la mise en œuvre plus ou moins hâtive des actes hématolytiques.

La nature de ces pigments, d'origine hémoglobinique, peut être parfaitement déterminée. La teinte jaune verdâtre avec fluorescence, que nous avons constatée dans un cas, s'accompagnait d'une réaction de Gmelin très nette et d'une extinction de toute la partie droite du spectre. Ainsi, l'hématolyse considérable qui s'est produite dans le cône dural avait engendré des pigments biliaires. Cette constatation montre une fois de plus les relations qui existent entre les pigments biliaires et l'hémoglobine. Les physiologistes ont signalé d'ailleurs la production de ces pigments dans les extravasats sanguins. Dans ce foyer hémorragique, exempt des fluctuations si rapides de la circulation sanguine, et dans le liquide incolore et relativement stagnant qui est contenu dans la cavité arachnoïdo-pie-mérienne, loin des tissus chargés normalement de ces réactions chimiques, ces pigments ont pu être décelés avec une netteté saisissante. M. Bard a rapporté également une observation d'hémorragie sous-arachnoïdienne avec production locale de pigments biliaires (1).

La teinte rosée et même le léger reflet rosâtre, s'accompagnent toujours du spectre de l'oxyhémoglobine avec ses deux bandes caractéristiques ; nous n'avons jamais observé l'aspect laqué identique à celui qu'on produit par la destruction globulaire *in vitro*. Cependant, si une cause étrangère aux actes hématolytiques normaux vient à envahir le foyer hémorragique, on pourra voir peut-être la belle couleur rouge de l'hémoglobine. M. Milian l'a « constatée chez un malade de M. Morestin, atteint de fracture du crâne et dont la fracture était infectée (2) ».

La xantochromie doit être considérée dans deux phases de la maladie. Au début, dans les hématomes très concentrés, elle peut être due en partie à l'irruption du sérum sanguin, et la coloration jaune relève bien alors du sérochrome de MM. Gilbert et Herscher. Mais presque toujours le pigment jaune résulte de l'hématolyse intra-méningienne, et l'intensité de la coloration lui est parallèle. Comme le pigment est d'origine hématique, on peut l'identifier avec celui du sérum sanguin bien qu'il se forme en dehors du système circulatoire. Tout à l'heure, nous avons considéré que la réaction de Gmelin et le spectroscope trahissaient des pigments biliaires tout à fait légitimes, bien que d'origine extra-hépatique. Quelle raison pourrait faire admettre la dualité des xantochromies : d'une part, celle du

<hr>

(1) L. Bard, De la coloration biliaire du liquide céphalo-rachidien d'origine hémorragique. *Soc. de biologie*, 28 novembre 1903.

(2) Milian, *le Liquide céphalo-rachidien*, p. 84. Paris, 1904, G. Steinheil, éd.

sérum sanguin, et d'autre part, celle du liquide céphalo-rachidien hémorragique ?

Les premiers observateurs de liquides céphalo-rachidiens sanglants ont méconnu l'importance de l'hématolyse. M. Milian, entre autres, rapportait la coloration jaune, dans tous les cas, à la présence du sérum sanguin. Mais il a changé d'avis (1), et on ne peut plus mettre en doute qu'elle relève le plus souvent des processus hématolytiques : nos ponctions en série le démontrent d'une façon indiscutable. M. Bard, dans ses recherches, est arrivé aux mêmes conclusions (2).

L'hématolyse dans le liquide céphalo-rachidien est soumise aux mêmes lois que dans le système circulatoire. Là aussi, la destruction globulaire physiologique entraîne la pigmentation jaune normale du sérum, tandis que l'hématolyse pathologique et intense provoque d'abord une coloration rosée qui constitue l'hémoglobinémie et ensuite une coloration jaune verdâtre avec cholémie (3).

Réactions cellulaires. Hématophagie. — L'étude cytolologique des culots fournis par l'hématome liquide céphalo-rachidien fait voir, au début, presque uniquement des globules rouges. Les leucocytes sont en très petite quantité sur les lames, le plus souvent en moindre proportion que dans le sang normal. Beaucoup restent sans doute dans la séreuse, enfermés dans les caillots.

Il se fait rapidement une réaction cellulaire qui joue indiscutablement un rôle dans l'hématolyse, et ces éléments blancs sont importants à considérer dans leur quantité et leur qualité.

*Quantité des éléments blancs.* — Les numérations succes-

(1) Milian, *le Liquide céphalo-rachidien*, 1904, p. 99.
(2) Bard, *Sem. médicale*, juin 1903.
(3) Lesné et Ravaut, Des rapports que présentent entre elles l'hémoglobinémie, la cholurie et l'urobilinurie secondaires à l'hématolyse expérimentale. *Soc. de biol.*, 14 décembre 1904.

sives montrent que très rapidement après le raptus sanguin, les éléments blancs sont, comparativement aux globules rouges, dans le même rapport ou un rapport légèrement plus élevé que dans le sang normal. A mesure que les globules rouges sont résorbés ou détruits, le nombre des éléments blancs s'abaisse considérablement, mais non parallèlement à celui des hématies. Malgré la diminution de leur nombre réel, il semble dans les examens cytologiques qu'ils soient plus nombreux ; mais ce n'est qu'une apparence, car au début d'une hémorragie la pipette n'étale sur les lames qu'une infime portion de l'énorme culot hématique. Dans la suite, au contraire, on arrive à examiner sur deux ou trois lames tout le culot cellullaire. Celui-ci ne se rapporte plus alors à quelques millimètres cubes, mais à 5 ou 6 centimètres cubes du liquide hémorragique. En un mot, à mesure qu'on avance dans la résorption et la destruction de l'hématome, l'exploration cytologique étend son champ d'investigation à travers la masse liquide.

Mais cette leucocytose hématolytique est encore plus importante à considérer dans ses variations qualitatives.

*Variations des équilibres des éléments blancs.* — De grandes cellules se mobilisent dans le liquide céphalo-rachidien et ce sont probablement des cellules endothéliales.

Après que MM. Sabrazès et Muratet eurent signalé la présence d'hémato-macrophages dans les hémorragies sous-arachnoïdiennes (1), nous avons recherché ces éléments dans tous nos cas d'hémorragie méningée et ils sont très fréquents. Ce sont « de volumineuses cellules (17 à 30µ), rondes, ovalaires, polyédriques, en raquette, isolées, soudées ou agminées, munies d'un noyau ovale, souvent marginal, riche en nucléoles. Le

(1) Sabrazès et Muratet, Cellules endothéliales hémato-macrophages dans le liquide céphalo-rachidien coloré, symptomatiques de l'hémorragie méningo-encéphalique. *Soc. linnéenne de Bordeaux*, 24 juin 1903. *Soc. de biol.* 4 juillet 1904.

protoplasma exubérant de ces cellules englobe des hématies, parfois au point d'en être littéralement bourré ; il peut contenir aussi des cristaux et des granulations d'hématoïdine, des débris nucléaires leucocytiques, des vacuoles » (Sabrazès et Muratet).

A l'état frais, ces éléments sont extrêmement nets, et le plus souvent gonflés d'hématies (fig. 7). Sur les lames colorées, si

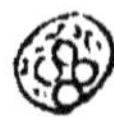 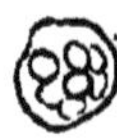 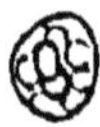

Fig. 7. — Hémato-macrophages à l'état frais (Gr = 310).

beaucoup de grands éléments uninucléés, déchiquetés ou vacuolaires, peuvent sans nul doute être rangés parmi eux, nous n'avons noté cependant dans nos équilibres cellulaires que les hémato-macrophages nets, c'est-à-dire ceux qui contenaient des sphères colorées, représentant certainement des globules rouges phagocytés et dont nous reproduisons un dessin fig. 2, pl. II. L'endothélium remplit très rapidement son rôle phagocytaire. Les cellules soudées et agminées, dont parlent MM. Sabrazès et Muratet, sont rares et on observe exceptionnellement, dans les espaces sous-arachnoïdiens, les placards d'endothélium si caractéristiques dans certaines séreuses. Ces éléments se trouvent ainsi tout préparés à accomplir la fonction macrophagique, car cette fonction « n'appartient qu'aux cellules isolées ; elle est absente pour les cellules en placards, ou même soudées deux à deux » (1).

La réaction cellulaire va plus loin. M. Widal avait attiré l'attention sur les variations de la formule cytologique du liquide, au cours de l'hémorragie méningée, et signalé, dans un cas, « la formule négative d'abord, polynucléaire ensuite, et lymphocytique enfin. » (F. Widal). Dans les cas où nous avons pu faire des ponctions en série, nous avons toujours cons-

(1) WIDAL, RAVAUT et DOPTER, Sur l'évolution et le rôle phagocytaire de la cellule endothéliale dans les épanchements des séreuses, *Soc. de biol.*, 19 juillet 1902, et *Gaz. des hôp.*, 29 juillet 1902.

taté ces variations leucocytiques. Mais leur succession n'est qu'apparente : en réalité, ces différents éléments cellulaires se rencontrent en même temps dans le liquide ; seules, leurs proportions diffèrent. D'une façon générale, les lymphocytes envahissent d'abord l'hématome. Quand l'hématolyse est dans toute son intensité, que le liquide soit jaune, rosé ou verdâtre, on aperçoit beaucoup de polynucléaires neutrophiles et d'éléments uninucléés. Ces globules blancs s'altèrent très rapidement : leur protoplasma s'effrite, se vacuolise et le contour de l'élément est souvent effacé ; le noyau est en karyolyse (fig. 4, pl. II). Beaucoup d'éléments uninucléés s'émiettent sur place et se désagrègent. Les polynucléaires englobent très rarement des débris de globules rouges (fig. 5, pl. II). Avec l'atténuation des phénomènes hématolytiques, on constate toujours la prédominance des lymphocytes dans la cavité hémorragique. Ils demeurent tant que restent des hématies : c'est le dernier vestige d'un travail morbide en extinction. Cette lymphocytose n'est jamais considérable et est moins marquée parfois que dans l'hématolyse maxima. La plupart des autres éléments cellulaires ayant quitté l'hématome, le pourcentage indique une lymphocytose presque pure, mais non une augmentation vraie de ces éléments. A ce moment, les culots cellulaires sont réduits au minimum et, au lieu d'opérer seulement sur quelques millimètres cubes de l'hématome, comme au début de la maladie, on rassemble sur les lames tous les lymphocytes qui nagent dans 5 ou 6 centimètres cubes de liquide (1).

(1) Les examens cytologiques et les équilibres cellulaires ont pu être pratiqués grâce à la technique créée par MM. Widal et Ravaut. Un point mérite d'être signalé en ce qui concerne ces liquides sanglants. Quand l'hémorragie est très abondante, il faut centrifuger seulement 1/2, 1 ou 2 centimètres cubes de liquide, de façon à recueillir un petit culot hématique. Si on ne procède pas de cette façon, en cas de culot très abondant, la décantation du liquide entraîne sur les parois du tube, une grande partie du bloc hématique, dont les éléments ont perdu leur viscosité habituelle et ne cons_

Nous avons observé quelquefois la présence d'éosinophiles.
Une amorce d'éosinophilie se manifeste souvent quand l'hématolyse est très active. Mais ces éléments leucocytaires ont été
particulièrement abondants dans deux des observations rapportées. Dans la première (p. 67), dont la phase d'hématolyse
maxima s'est manifestée au cinquième jour de la maladie (les
globules rouges étaient tombés de 2.030.000 au troisième jour
à 517.500 au cinquième jour), avec présence de pigments
biliaires dans le liquide céphalo-rachidien, l'équilibre cellulaire
ne nous a pas montré seulement des polynucléaires neutrophiles
et des lymphocytes, mais une proportion anormale de grands
éléments uninucléés et d'éosinophiles (8,46 p. 100). A la suite
de cette éosinophilie, la destruction globulaire a été ralentie.

Dans le second cas (p. 74) d'éosinophilie méningée très évidente, les conditions de l'hématolyse sont modifiées. Il s'agit
encore d'un hématome très concentré (si la ponction lombaire
n'a donné que 230.000 hématies par millimètre cube, l'autopsie
a montré l'énormité de l'hématome fibrineux péri-médullaire)
qui s'est accompagné d'une éosinophilie considérable, le quatrième jour de la maladie (éosinophiles : 34,88 p. 100) ; or,
le septième jour nous avons bien constaté une diminution très
notable du nombre des hématies (218.000 au quatrième jour
et 18.360 au septième), mais le liquide était resté légèrement
jaunâtre. Il n'y avait pas eu d'hémoglobinolyse locale, et
seulement exode d'hématies, emportées sans doute par les
macrophages.

Telles sont les modifications qui résultent de la désintégration
des globules rouges et des masses fibrineuses contenues dans

tituent pas une masse cohérente. Qu'il y ait alors une répartition inégale
des éléments blancs dans la masse, beaucoup peuvent être entraînés,
et ils glissent sur les parois du tube. Ils échappent à la pipette qui aspire
le culot. A mesure que le culot hématique se réduit, il faut centrifuger une
plus grande quantité de liquide (5 ou 6 centimètres cubes à la fin).

les espaces sous-arachnoïdiens. Mais si nous avons assisté à des transformations pigmentaires très variées, si nous avons vu la migration des éléments du sang dans la cavité pathologiquement modifiée, ainsi que la chute des cellules endothéliales pour une adaptation phagocytaire, les réactions n'ont jamais dépassé ce stade et provoqué un appel de fibrine. Jamais le plus petit coagulum ne s'est montré et n'est venu manifester le passage indiscutable de sérosité inflammatoire dans la cavité arachnoïdo-pie-mérienne.

Pour essayer de comprendre toutes ces modifications et réactions dans l'hématolyse intra-rachidienne, nous avons pensé que les épanchements sanguins des autres séreuses pourraient projeter quelque lueur sur les faits que nous avions constatés. Comme nous l'avons déjà fait remarquer, si l'hématome céphalo-rachidien se prête à des constatations précises, il faut tenir compte, dans l'appréciation du travail organique qu'il crée, de conditions locales toutes particulières. Il faut envisager d'abord l'état de dilution auquel il est soumis puisqu'il se constitue dans la masse liquide céphalo-rachidienne. Or, nous savons que cette dilution globulaire est très variable mais habituellement très étendue, la majeure partie des globules rouges étant retenus dans la boîte crânienne, où s'édifie la plus grande partie des caillots, emprisonnant un grand nombre d'hématies. Enfin, lorsque la concentration globulaire est considérable, les malades meurent rapidement et on ne peut assister à la complète évolution de l'hématolyse.

Nous avons donc étudié l'hématome pleural, selon la méthode employée pour les hémorragies méningées, et nous avons essayé d'expliquer le mécanisme de l'hématolyse en général.

Dans l'hématome pleural, la dilution est constituée uniquement par la sérosité sanguine. Le sang fait irruption dans une cavité virtuelle et crée l'épanchement tout entier, avec ses seuls éléments constitutifs (en ne tenant pas compte de la petite quantité de sérosité qui humecte à l'état normal les feuillets pleuraux). Nous avons montré, avec M. Chastenet de Géry, comment les caillots, exprimés par les mouvements thoraco-pulmonaires, laissent exsuder presque complètement leur sérosité avec les globules rouges (1). Aussi on constate toujours, au niveau de la plèvre, par l'hématimétrie, quand la date du début de l'hémorragie n'est pas trop éloignée, un chiffre de globules rouges qui se rapproche beaucoup de celui d'un sang normal. Il en résulte que les actes hématolytiques sont intenses et massifs ; de plus, ils peuvent durer longtemps, sans menacer la vie du malade, puisqu'il s'agit d'une région organique dont la souffrance ne retentit pas sur des organes trop sensibles. Dans ces hématomes pleuraux très concentrés, nous avons constaté que la réaction biliaire est presque constante, qu'elle peut coexister avec la teinte hémoglobinique et la teinte jaune, que la réaction éosinophilique se voit souvent et quand les éosinophiles sont passés dans la cavité pleurale, les actes hématolytiques se prolongent pendant longtemps. La décroissance du nombre des hématies est bien plus lente en général qu'au niveau des méninges, où l'hématome céphalo-rachidien, très dilué, ne s'accompagne pas d'afflux éosinophilique et aboutit à une hématolyse rapide. Fait important : quand ces phénomènes hématolytiques se prolongent dans une plèvre, il se produit une réaction fibrineuse dans la séreuse.

Ces différentes constatations, au niveau de la méninge et de la plèvre, nous ont permis d'expliquer le mécanisme de l'hématolyse (2). La confrontation des hématies elles-mêmes, dans leur quantité et leur qualité, avec toutes les modifications pathologiques des liquides dans lesquelles elles nagent, livre la clef de ces jeux pigmentaires et cellulaires si variés et si enchevêtrés.

(1) CHASTENET DE GÉRY et G. FROIN, Contribution à l'étude de l'hématome pleural. *Rev. de chir.*, janv. 1905.

(2) G. FROIN, Le mécanisme de l'hématolyse. *Soc. de biologie*, nov. 1904.

Dans l'étude de ces *hématomes liquides*, il est d'abord une notion capitale : celle du degré de la concentration globulaire. Nous voyons que l'hématome très dilué, ce qui est fréquent pour l'hématome céphalo-rachidien, entraîne seulement la teinte jaune avec lymphocytose et neutrophilie. Que l'on ait, au contraire, un liquide très saturé en hématies, fait habituel dans l'hémothorax et possible dans les hémorragies sous-arachnoïdiennes, on décèle le plus souvent les triples réactions pigmentaires et cellulaires : ces modifications pigmentaires peuvent se succéder ; elles peuvent aussi coexister, c'est-à-dire qu'un liquide peut contenir à la fois les trois pigments. Il suffit de le diluer pour faire disparaître successivement la teinte hémoglobinique, puis la teinte biliaire et enfin la teinte jaune.

Si nous considérons les variations des afflux leucocytaires dans le foyer hémorragique, on voit que les neutrophiles et les grands éléments uninucléés prédominent quand la destruction globulaire atteint son acmé, mais les neutrophiles et les grands éléments uninucléés ne viennent jamais sans être accompagnés et même précédés soit de lymphocytes, soit d'éosinophiles, ou bien de ces deux variétés d'éléments sanguins. Enfin, la lymphocytose terminale est constante.

Si l'hématome est peu concentré (aux environs de 100.000 globules rouges et au-dessous), des lymphocytes, des neutrophiles et des grands éléments uninucléés se montrent seuls dans le cours de l'hématolyse. Mais si le degré de concentration globulaire est considérable (aux environs de 500.000 et au-dessus), les grands éléments uninucléés abondent et des éosinophiles passent dans le foyer hémorragique.

Chacune de ces variations leucocytaires est nettement parallèle à une modification particulière du stroma globulaire et à une transformation pigmentaire.

Considérons à part l'hémato-macrophagie. C'est au moment de la résorption massive des globules rouges, où leur nombre se

réduit, en 48 heures, de 100.000, de 150.000 et plus, par millimètre
cube, qu'apparaissent surtout d'énormes macrophages bourrés
de globules rouges. Ces macrophages passent dans les lymphatiques, ainsi que l'a démontré expérimentalement M. Metchnikoff (1). Peut-être que des globules rouges peuvent aussi s'en-
gager par leur propre action dans ces voies lymphatiques, et
M. Milian, dans un cas d'hémorragie cérébrale, a vu toutes les
gaines lymphatiques péri-vasculaires gorgées de globules rouges,
émanés des cavités sous arachnoïdiennes (2). En transfusant du
sang dans la cavité péritonéale d'un chien, M. Lesage a constaté très rapidement une coloration rouge de la lymphe du
canal thoracique : il signale la présence de nombreuses hématies libres, d'aspect absolument normal, sans hématies pha-
gocytées (3).

Les globules rouges se différencient nettement en deux groupes,
dès que les réactions leucocytaires commencent à se manifester :
à l'état frais, les uns se présentent avec leur dimension habituelle
et se décolorent, les autres deviennent sphériques et arrondis et
retiennent leur hémoglobine. Sur les lames colorées, on voit des
globules peu teintés par l'éosine, et d'autres, nains ou épineux,
prenant fortement la matière colorante. Pendant toute l'évolution de l'hématolyse cette différenciation est constatée.

Les globules ou les débris globulaires, à peine teintés d'hémoglobine, sont rares quand la neutrophilie est prédominante,
et souvent ils sont invisibles. A ce moment, si l'hémorragie
est abondante et que les polynucléaires ne soient pas accompagnés d'une quantité considérable d'éléments uninucléés, le
liquide présente la teinte rose ou brunâtre avec les raies de l'oxy-

(1) Metchnikoff, *l'Immunité*, p. 88.

(2) Milian, Les gaines cérébrales périvasculaires, voie d'excrétion des
hémorragies. *Soc. anatom.*, 15 avril 1904.

(3) J. Lesage, Sur la résorption du sang injecté dans la cavité péritonéale,
*Soc. de biol.*, 9 juin 1900.

hémoglobine. Mais si les éléments uninucléés sont nombreux, il y a la réaction des pigments biliaires. Enfin, quand le chiffre des hématies a considérablement baissé (environ 2.000 et au-dessous par millimètre cube), les neutrophiles abandonnent le foyer sanguin, et en même temps la teinte rose ou la teinte biliaire disparaissent.

Si la quantité des ombres globulaires et des débris globulaires pâles varie en sens inverse du taux des neutrophiles, elle s'élève au contraire avec l'augmentation des lymphocytes ; cependant, il faut envisager le nouveau rapport entre l'hématie et le lymphocyte, dans l'ensemble des actes hématolytiques. Quand la ponction lombaire a été faite avant la mise en œuvre de l'hématolyse, nous avons toujours constaté une lymphocytose assez marquée. Si cette lymphocytose se maintient à un taux assez élevé, même après augmentation des polynucléaires, il y a non seulement beaucoup de débris globulaires pâles, mais encore des globules fragmentés qui se colorent fortement par l'éosine et qui donnent de très belles figures de globulolyse. Cette dissociation et cette fragmentation globulaires se voient surtout au stade de lymphocytose terminale. Lorsque les neutrophiles viennent d'abandonner l'hématome, le nombre des globules pâles s'accroît. Mais si la lymphocytose terminale se prolonge, la décoloration hématique se ralentit graduellement, les globules rouges continuent à se dissocier et à se fragmenter, mais ils retiennent leur hémoglobine, et, à la fin, un liquide céphalo-rachidien peut redevenir incolore, malgré la présence de quelques globules rouges altérés dans leur forme, mais conservant parfaitement leur affinité pour l'éosine. En somme, lorsque le neutrophile s'est éloigné, depuis quelque temps, l'hématie se déforme et éclate, mais l'hémoglobine ne s'échappe pas du stroma albuminoïde.

Nous avons donc : la déformation et la dissociation des hématies correspondant à la lymphocytose ; la diffusion hémo-

globinique et la décoloration des hématies dissociées, parallèles
à la neutrophilie; les transformations pigmentaires de l'hémoglobine superposables à la mononucléose.

Que l'une de ces réactions cellulaires prédomine sur l'autre,
le phénomène qui semble s'y rattacher se manifeste avec plus
d'intensité : une lymphocytose anormale entraine une dissociation globulaire prédominante, une neutrophilie excessive fait diffuser une grande quantité d'hémoglobine dans le liquide, mais
la teinte rosée ne se voit pas si les mononucléaires sont abondants et qu'il se crée des pigments biliaires.

Qu'une éosinophilie, même très passagère, se produise, la destruction globulaire ne se fait pas (éosinophilie notable) ou se
ralentit (éosinophilies légère et très légère). Dans le premier
cas, les hématies ne se déforment pas et l'hématome ne présente
pas de modifications pigmentaires variables. Cependant, le
nombre des hématies peut diminuer d'une façon considérable,
l'hémato-macrophagie accomplissant toujours sa tâche.

Nous pouvons résumer ces réactions, sous forme de tableaux.

### I. — Variations de la quantité globulaire et transformation de l'hémoglobine

1° *Hématies emportées hors du foyer hémorragique.*
  Ces hématies sont englobées par de grandes cellules endothéliales
  et certaines passent peut-être spontanément dans les voies lymphatiques. Les hématophages sont très nombreux au moment de la
  grande diminution du chiffre globulaire. Ils émigrent dans les
  lymphatiques.

2° *Hématies détruites dans le foyer hémorragique.*

A. *Hématome très dilué* (hématolyse rapide).
  *a)* La dissociation du stroma globulaire égale lymphocytose ;
  *b)* La transformation de l'hémoglobine et la xantochromie égalent
  neutrophilie et mononucléose.

B. *Hématome très concentré* (hématolyse d'abord rapide, puis ralentie).
  *a)* La dissociation du stroma globulaire égale lymphocytose ;

*b)* La transformation de l'hémoglobine avec colorations jaune, jaune verdâtre, jaune brunâtre, égale neutrophilie et mononucléose ;

*c)* Le ralentissement de la destruction globulaire égale éosinophilie.

## II. ÉVOLUTION GÉNÉRALE DE L'HÉMATOLYSE

1° *Période de pré-hématolyse.*
    *a)* Mise en œuvre rapide de l'hématolyse et apparit! de globules déformés égalent lymphocytose ;
    *b)* Retard de l'hématolyse et globules conservant leur forme normale égalent éosinophilie.

2° *Période d'hématolyse rapide* (grande abondance des hématies, au-dessus de 2.000 par millimètre cube).
    *a)* L'hématolyse très rapide égale neutrophilie ;
    *b)* Couleur jaune rosâtre ou brunâtre égale mononucléose peu abondante ;
    Couleur jaune verdâtre, mononucléose très abondante ;
    *c)* Ombres globulaires, débris globulaires et figures de globulolyse égalent lymphocytose persistante ;
    *d)* Ralentissement de l'hématolyse égale éosinophilie légère ou très légère ;

3° *Période d'hématolyse lente* (grande raréfaction globulaire : au-dessous de 2.000 environ).
    Disparition graduelle du reliquat hématique avec lymphocytose presque pure et retour très lent à la limpidité normale. Il faut envisager deux stades :
    1° Stade proche de la polynucléose et de la mononucléose de la période précédente : Ombres et débris globulaires assez abondants.
    2° Stade plus éloigné : Hématies très déformées avec figures de globulolyse prenant intensément l'éosine.

Nous proposons donc de diviser les processus de résorption sanguine en quatre actions fondamentales : 1° l'hématophagie ; 2° la globulolyse ; 3° l'hémoglobinolyse ; 4° l'antiglobulolyse, qui se manifeste seulement quand l'hématome est trop concentré ou l'hématolyse trop active.

Chaque élément cellulaire joue ainsi son rôle :

1° La cellule endothéliale, transformée en macrophage, se charge de l'exode du plus grand nombre des hématies, à travers les voies lymphatiques, emportant les corps globulaires vers les ganglions où ils subissent peut-être la même destruction qu'au niveau de l'hématome. Le macrophage accomplit sa tâche sans être influencé, semble-t-il, par les autres actes hématolytiques.

2° Le lymphocyte sensibilise le globule rouge pour le dissocier et crée la globulolyse. L'hémoglobine ne s'échappe pas ou s'échappe très lentement des particules du stroma, s'il n'y a pas de neutrophiles dans le foyer sanguin.

3° Le neutrophile réalise l'hémoglobinolyse mais agit lentement ou sépare simplement l'hémoglobine du stroma albuminoïde, et les grands éléments uninucléés (sans doute mononucléaires du sang), très abondants en cas de production de pigments biliaires, réalisent les transformations pigmentaires.

4° L'éosinophile vient lutter contre la fragilité globulaire, et la globulolyse, quand l'hématome est très concentré et l'hématolyse trop active.

Le travail hématolytique met ainsi en jeu des forces très variées : un rôle surtout mécanique est dévolu à la cellule endothéliale, un rôle chimique au polynucléaire et au mononucléaire, enfin un rôle physique concerne le lymphocyte pour la désorganisation, et l'éosinophile pour la consolidation de l'architecture globulaire.

En résumé, hématophagie, globulolyse, hémoglobinolyse, tels sont les phénomènes qui s'unissent, s'entr'aident et représentent le triple effort de la méninge et de l'organisme, pour se débarrasser des hématies. Si la désintégration hématique doit être ou est trop rapide, l'éosinophile vient suspendre ou ralentir les actes hématolytiques locaux. L'impossibilité de faire toujours une série d'explorations méningées empêche de voir toute la chaîne des réactions destructives et irritatives. C'est dans des cas exceptionnels qu'il est possible de déceler d'une façon complète toutes ces modifications par histolyse, étalées sur la grande surface de la membrane arachnoïdo-pie-mérienne.

Remarquons en tout cas combien ces diapédèses et ces modifications histologiques sont comparables à celles que suscitent des germes animés. Ici, l'agent morbide est inerte, ses propriétés vitales sont suspendues ou du moins très troublées dès que se produit le raptus sanguin et que l'hématie change de milieu ; cependant, la substance chimique qu'elle contient, avec son stroma albuminoïde, suffit à créer des réactions très variées et à impressionner l'organisme jusque dans les tissus les plus éloignés : l'endothélium local se desquame et se déforme ; une chimiotaxie variable est révélée par les diverses diapédèses leucocytaires ; l'élément pathogène ou les substances qui en dérivent sont entraînés dans les organes d'élaboration et d'émonction les plus divers. Le travail pathologique se dissocie et se disperse en tout sens, mais il se révèle identique dans la maladie, quelle que soit sa nature, qu'elle soit d'origine exogène ou autogène. Cependant l'évolution des deux processus n'est pas entièrement comparable. Ainsi le temps de préparation pour la réaction phagocytaire et hémoglobinolytique, le temps d'incubation de l'hématolyse est extrêmement variable. Néanmoins les réactions cellulaires se manifestent avec une intensité extraordinaire pendant une période de courte durée, et finalement une période d'extinction et de retour à l'état normal se fait lentement et progressivement.

Les actes hématolytiques en eux-mêmes sont incapables d'atteindre la haute malignité qui peut caractériser l'activité biologique d'éléments étrangers installés dans un organisme. A l'hémorragie succède toujours une lutte de destruction, non une lutte vitale, et là est la différence fondamentale des deux processus pathologiques. Voilà pourquoi les réactions dans l'hématome se rapprochent davantage de l'état normal, de l'état physiologique. La différence avec ce dernier réside seulement dans la quantité d'éléments à détruire. Mais l'organisme emploie toujours ses moyens habituels et ne change pas sa coutume, dans ce grand effort qui lui est demandé par hasard. Il règle par l'envoi des différentes variétés de leucocytes l'activité de la désorganisation du foyer sanguin. Nous n'avons pas constaté une déviation par excès ou par insuffisance : l'absence ou l'exagération de l'attraction leucocytaire. En un mot, jamais les réactions anatomiques n'ont manqué, mais jamais non plus elles n'ont atteint une intensité donnant la purulence (toute infection mise à part). Cependant, si l'hématolyse se prolonge, la fibrine envahit la cavité pathologique et complique le processus, pour modifier sans doute la séreuse et aider à sa disparition, ainsi qu'à celle du foyer sanguin, en facilitant l'accolement des parois plus ou moins altérées. Ainsi la lésion peut devenir indélébile et la marque du pouvoir phlogogène de l'hématie devient, à la longue, ineffaçable.

Dévoiler le mécanisme de l'hématolyse, c'est donc faire acte de physio-pathologie et ce sera contribuer, sans doute, à expliquer les réactions si nombreuses que suscitent, d'une façon générale, la vie et la mort du globule rouge.

**Albumines.** — La globuline et de la sérine augmentent dans les liquides céphalo-rachidiens hémorragiques, et c'est au moment des grandes poussées cellulaires hématolytiques qu'elles sont en plus grande abondance.

Il faut s'attendre à voir de grandes variations dans la quantité de l'albumine, si l'hémorragie a été considérable et que beaucoup de sang soit tombé dans le cône dural. Il peut y avoir alors beaucoup d'albumine, aussitôt après l'ictus apoplectique. Nous avons vu, dans un cas, le premier jour, une quantité énorme de globuline et de sérine qui diminua légèrement le troisième jour, pour disparaître presque complètement le cinquième jour. Puis, le septième jour, la globuline et la sérine augmentèrent légèrement, dans la proportion que l'on trouve d'habitude dans les liquides hémorragiques, à la période de destruction globulaire. Cette particularité dans les variations de l'albumine tenait à l'abondance de l'hémorragie dans le cône dural ; on retirait, au début de la maladie, du sérum sanguin à peine dilué par le liquide céphalo-rachidien, mais cette albumine constitutive du sérum extravasé était presque complètement résorbée le cinquième jour, au moment où s'exagérait l'afflux leucocytaire et où l'organisme mettait en jeu ses processus de destruction et de résorption hématique.

**Sucre.** — Le sucre manque ou est en proportion normale dans la plupart des liquides hémorragiques que nous avons étudiés. Nous n'avons pas constaté que sa présence ou son absence coïncident avec une période spéciale de la maladie.

**Perméabilité méningée.** — La perméabilité méningée à l'iodure de potassium a été décelée dans deux cas d'hémorragie sous-arachnoïdienne : une forme curable et une forme mortelle.

Dans la forme mortelle, le KI a été trouvé dans la cavité sous-arachnoïdienne, au moment où les réactions morbides atteignaient toute leur intensité. Après avoir donné 4 grammes de KI pendant trois jours, nous avons décelé sa présence le septième jour, dans le liquide céphalo-rachidien. Ajoutons que la ponction lombaire ne montrait pas à ce moment la production d'une nouvelle hémorragie pouvant expliquer ce passage de l'iodure, puisque le nombre des globules rouges était tombé de 517.500 à 450.000, pendant l'ingestion de cette substance.

Dans la forme curable, l'hémorragie était aussi très abondante.

**Tension osmotique.** — Nous avons presque toujours recherché le point cryoscopique à toutes les périodes de la maladie. Il y a une légère élévation du point de congélation, surtout pendant les afflux leucocytaires. Elle va rarement au dessus de — 0,56.

S'il existe une méningite, ce point de congélation avoisine — 0,50 (p. 58).

**Étude du sérum sanguin et des urines. Urobilinurie.** — M. Chauffard nous a engagé à étudier l'urobilinurie dans les hémorragies méningées. Elle a été constatée à plusieurs reprises. Elle atteint son maximum au moment de la fonte rapide des globules rouges, et nous avons vu que cette destruction va d'habitude très vite. Aussi, en dehors de toute maladie hépatique et de toute affection hémorragipare, nous pensons que la recherche de l'urobiline peut donner de précieux renseignements pour reconnaître une hémorragie du névraxe. Cette urobilinurie se retrouve, d'ailleurs, dans les hémorragies intra-cérébrales, aussi bien que dans les inondations méningées. Et, dans les cas d'inondation ventriculaire légère, la constatation d'un petit culot hématique est, comme nous l'avons déjà dit, toujours difficile à interpréter : on peut croire à une hémorragie par piqûre vasculaire. Dans ces cas, la constatation d'une urobilinurie marquée ou croissante permettra de penser à une hémorragie.

Dans une hémorragie énorme, nous avons vu une hémolyse très active entraîner, avec la coloration biliaire du liquide céphalo-rachidien, la réaction de Gmelin dans le sérum sanguin. Cette réaction existait dans le sérum sanguin au troisième jour de la maladie, moins marquée que dans le liquide céphalo-rachidien.

Dans l'urine, toutes les réactions pigmentaires étaient absentes le premier jour de la maladie. Le troisième jour, en même temps que la réaction de Gmelin trouvée dans le liquide céphalo-rachidien et dans le sérum sanguin, il existait une urobilinurie légère. Le cinquième jour, après une forte destruction globulaire, la réaction de Gmelin apparaissait dans les trois humeurs : liquide céphalo-rachidien, sérum sanguin, urine. Il y avait même un peu d'urobiline dans la cavité arachnoïdo-pie-mérienne, mais l'urobilinurie surtout était très intense. Le septième jour, la réaction de Gmelin n'existait plus dans l'urine ; il n'y avait seulement que de l'urobiline.

L'évolution des pigments dans l'organisme de cette malade concorde bien avec les constatations de MM. Lesné et Ravaut (1). Ces auteurs ont provoqué chez le chien une hématolyse qui a engendré l'urobilinurie et la cholurie. Ils ont vu également que « l'urobilinurie a toujours précédé, accompagné, et suivi la cholurie. »

Mais nous avons pu voir, en outre, que l'hématolyse engendrait d'abord des pigments biliaires normaux, décélés à la fois dans le foyer hémorragique et dans le sérum sanguin. Ces pigments, d'origine directement hématique, ont été retrouvés dans l'urine surtout sous forme d'urobiline. Ce fait n'a pas lieu de nous surprendre puisque les recherches de MM. Gilbert et Herscher montrent, en cas de cholémie peu prononcée, la transformation des pigments biliaires en urobiline, au niveau du rein (2). S'il y a eu, à un moment donné, un peu d'urobiline dans le liquide céphalo-rachidien, c'est en proportion absolument infime, non comparable à l'urobilinurie.

## § 3. -- Symptômes

Les surfaces méningées subissent une irritation manifeste par le contact du sang extravasé. Cette action a été soupçonnée depuis longtemps. « Dans l'apoplexie sous-arachnoïdienne de l'encéphale, le sang se répand avec le liquide céphalo-spinal dans les cavités ventriculaires du cerveau, dans la cavité sous-arachnoïdienne du rachis ; de là, pour le liquide céphalo-spinal, une coloration plus ou moins rougeâtre, et des qualités morbides qui peuvent lui donner une action très irritante sur les parties avec lesquelles il est en contact » (Prus). Cette influence irritative, niée encore récemment par beaucoup d'auteurs, vient

(1) LESNÉ et RAVAUT, *Soc. de biologie*, 14 décembre 1901.
(2) GILBERT et HERSCHER, L'urobilinurie ; origine rénale de l'urobiline. L'urobiline est un indice de cholémie. *Presse méd.*, 3 sept. 1903. — HERSCHER, *Origine rénale de l'urobiline*. Th. Paris, 1903. G. Steinheil, éd.

de trouver sa démonstration dans les progrès de la clinique et dans l'étude du liquide céphalo-rachidien par la ponction lombaire.

La constatation du signe de Kernig et des réactions hématophagiques et hématolytiques dans l'hémorragie sous-arachnoïdienne permet de doter l'hématie extravasée d'un rôle phlogogène indiscutable. Son arrivée et son séjour à la surface des centres nerveux peuvent aboutir aux réactions les plus caractérisées des maladies méningées.

Le mode d'action du raptus sanguin peut être dissocié en trois facteurs principaux :

1° Le *choc traumatique*, réalisé non seulement par l'action locale du jet de sang, mais encore par une augmentation brusque dans le contenu du sac dure-mérien qui ébranle sans doute, en tout sens, la pulpe nerveuse.

2° La *compression*, subsistant à cet ébranlement, et qui peut être très marquée, au niveau des plaques constituées par l'hématome fibrineux.

3° *Le travail de résorption et de destruction,* que réalisent des éléments cellulaires, par l'hématophagie et par l'hématolyse.

Mais la clinique est impuissante à spécifier, dans le complexus morbide, les signes correspondant à chacun de ces facteurs pathogènes. Toutes les fonctions cérébrales et médullaires peuvent être exagérées ou anéanties. Avec les contractures précoces et le signe de Kernig, caractéristiques d'une irritation des méninges, on observe également les grands phénomènes classiques d'origine encéphalique : le coma, les paralysies, les convulsions, les troubles bulbaires, etc. « C'est une loi de la pathologie des méninges que la symptomatologie en est presque toute d'emprunt et d'origine cérébrale » (Dupré) (1).

(1) E. Dupré, *Manuel de médecine de* Debove et Achard, t. III, p. 117.

Cependant nous serons bref sur ces manifestations extra-méningées, bien connues et décrites depuis longtemps.

Si l'hémorragie peut être annoncée par des prodromes, dus à des troubles circulatoires, elle survient presque toujours d'une manière inopinée. La céphalée est le symptôme prémonitoire le plus constant.

Dans les hémorragies abondantes, la rupture du vaisseau se traduit par un *ictus apoplectiforme* à invasion brusque et non progressive : le malade s'affaisse aussitôt. L'hémorragie est-elle légère, le patient est pris subitement de céphalée, d'éblouissement, de vertige et parfois de douleurs rachidiennes, mais il ne perd pas connaissance.

Après l'ictus apoplectique, le coma est, en général, absolu dans les hémorragies cérébro-méningées, et il persiste tel jusqu'à la mort, ou bien une grande torpeur lui succède, avec de l'agitation et du délire. Les hémorragies purement méningées, et surtout les formes curables, entraînent d'habitude un coma de courte durée, suivi ou non d'une agitation délirante.

A ce moment, les membres sont flaccides ou un peu contracturés et on peut voir des *convulsions épileptiformes* généralisées, parfois subintrantes, mais ce qui domine rapidement, au point de vue de la motilité, ce sont les contractures et l'hémiplégie.

Les *contractures* ne sont pas toujours en rapport avec l'importance de l'inondation ventriculaire ou sous-arachnoïdienne. Elles sont absentes ou légères dans les comas très profonds, mais se manifestent presque constamment dès que le malade se réveille.

Ces phénomènes d'hypertonie musculaire se divisent en contractures spontanées et en contractures provoquées par suite de changements d'attitudes ou signe de Kernig. M. Chauffard (1)

(1) CHAUFFARD, Du signe de Kernig dans les méningites cérébro-spinales. Physiologie pathologique. *Presse méd.*, 3 avril 1901.

a insisté sur le groupement et la dissociation de ces phénomènes chez les différents malades atteints de méningites cérébro-spinales. L'hémorragie sous-arachnoïdienne entraîne des réactions musculaires non moins variables. Elle peut se borner, pendant toute son évolution, à donner une légère raideur de la nuque, où bien elle provoque les contractures douloureuses les plus intenses et les plus généralisées, avec le signe de Kernig.

C'est Boudet (1) et surtout Durand-Fardel (2) qui ont montré l'importance de la contracture dans l'hémorragie méningée. Durand-Fardel avait abouti aux conclusions suivantes : « Quand le sang épanché demeure circonscrit dans la pulpe cérébrale, il y a une simple résolution des membres, c'est-à-dire paralysie avec flaccidité des muscles. Quand le foyer s'est ouvert dans les ventricules ou dans les méninges, on observe de la contracture dans les membres paralysés, quelquefois dans les autres.

« Sur vingt-six cas d'hémorragie cérébrale avec rupture du foyer dans le ventricule ou dans les méninges, j'ai observé de la contracture 19 fois dans les membres paralysés, 3 fois dans les membres non paralysés, 4 fois une simple résolution sans contractures. »

En réalité, cette contracture précoce est plus souvent bilatérale, et elle prédomine souvent du côté des membres sains. Elle est réellement due à la présence du sang sur la surface méningée, et c'est au moment où la destruction des hématies est dans son activité maxima, avec hyperpression du liquide céphalo-rachidien, qu'elle est surtout prononcée.

*Le signe de Kernig* peut coïncider, chez les sujets doués d'une excitabilité nerveuse spéciale, avec tous les symp-

<hr>

(1) E. Boudet, Mémoire sur l'hémorragie des méninges. *Journal des Connaissances médico-chirurgicales*, 1839.

(2) Durand-Fardel, De la contracture dans l'hémorragie cérébrale. *Archives générales de médecine*, 1843.

tômes douloureux qui se rencontrent dans les méningites cérébro spinales : céphalalgie, douleur de la nuque, rachialgie et quelquefois élancements douloureux dans les membres inférieurs. Signalé par Kernig au cours de l'hémorragie méningée, l'attention a été de nouveau attirée par MM. Widal et P. Merklen, sur sa présence dans cette maladie (1).

Nous avons constaté le signe de Kernig dans 4 cas : une hémorragie cérébro-méningée mortelle, et trois hémorragies sous-arachnoïdiennes pures dont une traumatique. Il coïncidait avec des phénomènes douloureux très prononcés ou avec des hémorragies n'ayant pas entraîné un coma absolu et s'accompagnant d'une hématolyse très active.

Les observations d'hémorragie sous-arachnoïdienne avec signe de Kernig sont nombreuses. MM. Moizard et Bacaloglu l'ont signalé chez l'enfant (2). MM. Launois et Mauban (3) ont rapporté l'observation d'une hémorragie méningée, survenant au milieu d'autres hémorragies (hématurie, métrorragie, épistaxis, hématémèse, melœna), qui s'accompagnait d'un Kernig très intense avec des douleurs lombaires propagées dans les fesses, les cuisses et les mollets. M. Pescarolo a constaté, chez trois malades, que le signe de Kernig s'était présenté d'une façon rapide et accentuée (4). MM. Achard et Paisseau, dans une hémorragie méningée (5), Achard et Ramond, dans une

<hr>

(1) F. WIDAL et PROSPER MERKLEN, Hémorragie méningée avec signe d[e] Kernig. *Soc. méd. des hôp.*, 1899, p. 899.

(2) MOIZARD et BACALOGLU, Hémorragie méningée sous-arachnoïdienne épanchement sanguin dans le liquide céphalo-rachidien ; symptômes de méningite cérébro-spinale chez un enfant de sept ans, hémophilie. *Bull. Soc anat.*, 1900, p. 989.

(3) LAUNOIS et MAUBAN, Le diagnostic de l'hémorragie méningée. *Arch générales de médec.*, 13 octobre 1903.

(4) B. PESCAROLO, L'apoplessia meningea, *Scritti medici in onore di C. Bozolo. Torino*, 1904, p. 475.

(5) Ch. ACHARD et PAISSEAU, Hémorragie méningée avec ictus, suivie de paralysie de la 3ᵉ paire. *Bull. Soc. méd. des hôp.*, 5 mai 1904.

hémorragie cérébro-méningée (1), l'ont trouvé très nettement.

Dans deux cas d'hémorragies traumatiques, MM. Macaigne (2) et Lamy (3) ont constaté un signe de Kernig des plus accentués s'accompagnant aussi de phénomènes douloureux avec contractures et fièvre.

D'une façon générale, les contractures et le signe de Kernig ne s'observent pas ou sont peu marqués, malgré une hémorragie ventriculaire et sous-arachnoïdienne très abondante, chez les malades plongés dans un coma absolu et ininterrompu, terminé rapidement par la mort. Au contraire, l'apoplectique demi-comateux, qui n'a pas perdu toute sensibilité et qui se réveille graduellement, est souvent atteint de contractures intenses avec signe de Kernig. Enfin, ce signe est plutôt constaté chez des malades à sensibilité exagérée (femmes nerveuses, enfants, alcooliques).

M. Pescarolo oppose la rapidité d'apparition et l'accentuation du signe de Kernig à la constatation tardive, par le cyto-diagnostic, de la réaction inflammatoire des méninges. Elle commence, dit cet auteur, quelques jours après le raptus sanguin lorsqu'existe déjà le signe de Kernig. Il incrimine donc, dans la production du Kernig, l'augmentation de la pression dans le sac de l'arachnoïde; pour lui, la seule cause ne réside pas dans la réaction inflammatoire. Or, l'étude cytologique, pratiquée hâtivement, nous a montré la rapidité avec laquelle les afflux cellulaires se font dans la cavité arachnoïdo-pie-mérienne. Le contact du sang doit irriter immédiatement les surfaces méningées : si l'hypertonie musculaire ou réaction fonctionnelle peut se manifester aussitôt, la réaction anatomique représentée

(1) Ch. Achard et Louis Ramond, Hémorragie cérébro-méningée à symptômes méningitiques, *Société de neurologie*, 3 novembre 1904.

(2) Macaigne, Hémorragie méningée simulant la méningite cérébro-spinale, *Médec. moderne*, 1902, p. 195.

(3) H. Lamy, Hémorragie méningée traumatique. Syndrome méningitique. Guérison rapide. *Soc. méd. des hôp.*, 30 oct. 1903.

par les actes hématolytiques est un peu plus lente à se produire
et cependant elle est vite réalisée (2, 6, 12 heures après l'ictus
apoplectique). Tant que durent ces phénomènes hématolytiques,
les contractures et le signe de Kernig ne s'atténuent pas, et souvent ils s'exagèrent. Au contraire, dans le cas de MM. Letulle
et Lemierre (p. 70), où la moelle était entièrement enrobée par
un épais caillot de sang, le signe de Kernig a été toujours absent
pendant les dix jours de la maladie. Or, nous avons vu que l'hématolyse ne s'est pas produite et il y a eu seulement appel
éosinophilique, sans globulolyse ni hémoglobinolyse.

En somme, le signe de Kernig, dans l'hémorragie méningée,
se manifeste surtout chez les malades dont la sensibilité est
exagérée, et chez lesquels l'hématolyse sous-arachnoïdienne
s'accomplit très rapidement. Le cyto-diagnostic, ainsi que les
transformations de l'hémoglobine, nous permettent en effet de
dire, contrairement à MM. Sainton et Voisin (1), que l'hémorragie
sous-arachnoïdienne est presque toujours en relation avec une
lésion irritative des méninges. Notons également que le signe
de Kernig coïncide, dans plusieurs cas, avec une exagération
des réflexes rotuliens : une constatation inverse a été faite dans
les méningites cérébro-spinales.

Il existe quelquefois une persistance anormale de ce symptôme, déjà signalée chez des sujets convalescents ou guéris
de méningite cérébro-spinale.

Il est rare que les hémorragies sous-arachnoïdiennes ne s'accompagnent pas de *paralysies*, et en particulier d'*hémiplégie*.
Mais autant ce symptôme caractérise l'hémorragie cérébro-
méningée, autant il est fugace ou peu apparent, sinon absent,
dans les hémorragies purement sous-arachnoïdiennes. Les
hémorragies cérébro-méningées permettent souvent de constater

(1) P. Sainton et R. Voisin, Le signe de Kernig, *Gaz. des hôpitaux*, 27 août
1904, p. 950.

de la flaccidité avec extension de l'orteil, du côté opposé à la lésion cérébrale, et ces troubles persistent jusqu'à la mort ou longtemps encore après l'ictus. Cependant, nous n'avons pas trouvé, dans quatre cas d'hémorragie de la couche optique avec inondation ventriculaire et sous-arachnoïdienne, la disposition classique du phénomène de Babinski, c'est-à-dire son apparition du côté de l'hémiplégie, ou mieux son entre-croisement avec la lésion cérébrale. Il y a eu, au contraire, homolatéralité de la lésion et du symptôme. Le phénomène des orteils n'a donc pas une valeur absolue, pour indiquer le côté de la lésion cérébrale, dans l'hémorragie opto-ventriculaire.

Quand le *signe de Babinski* vient à disparaître rapidement, il y a lieu de mettre en doute une lésion cérébrale. En effet, nous avons constaté dans une hémorragie sous-arachnoïdienne très abondante une parésie unilatérale avec extension de l'orteil du même côté. Mais ces phénomènes n'ont duré que deux jours et ils correspondaient à la présence d'un caillot sanguin volumineux, sur la face ventrale de la protubérance et du pédoncule cérébral gauche, qui devrait comprimer le faisceau pyramidal correspondant.

Les hémorragies sous-arachnoïdiennes entraînent le plus souvent une simple parésie des membres ; le malade peut rapidement se lever, marcher, et la guérison est complète en quelques jours. Cette parésie coexiste souvent avec une exagération des réflexes rotuliens et l'*extension de l'orteil*.

Tous les autres phénomènes de localisation sont possibles, soit par lésion des centres corticaux, soit par compression des nerfs qui traversent la cavité arachnoïdo-pie-mérienne. Parmi les troubles qui peuvent leur succéder, nous en détaillerons deux, que nous avons observés : l'aphasie et l'amaurose.

*L'aphasie* s'est montrée chez un homme ayant eu du coma et de la torpeur cérébrale, avec une hémiplégie très légère. C'était une aphasie motrice pure qui a persisté à l'état isolé, alors que le malade avait récupéré toutes ses autres fonctions. Elle s'est amendée d'ailleurs rapidement et a guéri en deux mois environ (p. 99). Il est rare de voir ce phénomène de localisation au cours d'une hémorragie méningée : il relève plus souvent de l'hémorragie cérébrale et surtout du ramollissement.

L'*amaurose* est survenue brusquement, chez une femme, au début de la maladie, et s'est accompagnée de quelques vomissements avec de la céphalée. Il est exceptionnel de voir une altération aussi profonde de la vue engendrée par une hémorragie méningée. L'examen des yeux a montré qu'elle était due à un œdème papillaire bilatéral avec stase, à disparition rapide ; la vue revint progressivement (p. 104).

Quel est le mode pathogénique de cet œdème papillaire ? Nous pensons qu'il s'agit d'une irruption sanguine dans l'espace sous-vaginal du nerf optique. Un coagulum a dû comprimer le nerf et les vaisseaux qui l'entourent. Aussi nous avons observé une amélioration lente et progressive des troubles oculaires, ceux-ci s'étant amendés au fur et à mesure que s'est résorbée l'infiltration sanguine. Nous écartons comme cause de cet œdème papillaire l'hypertension du liquide céphalo-rachidien, car celle-ci existe fréquemment dans l'hémorragie sous-arachnoïdienne, et les troubles visuels se sont montrés seulement dans ce cas.

D'ailleurs, l'inondation sanguine de l'espace sous-vaginal du nerf optique a été décrite, au cours de l'hémorragie cérébrale, par M. Bouveret. Cet auteur a rapporté tous les cas connus ; il insiste sur leur rareté et écrit : « Il n'y a guère jusqu'à présent que trois observations tout à fait probantes, c'est-à-dire avec autopsie (1). » M. Bouveret considère que la compression du nerf optique au cours de l'hémorragie cérébrale est d'un pro-

---

(1) Bouveret, Hématome du nerf optique dans l'hémorragie cérébrale, *Rev. de médecine*, 1895.

nostic fatal à cause des grands désordres anatomiques qu'elle
suppose. On pourra peut-être lui opposer les cas d'hémorragie
méningée, semblables au nôtre, dans lesquels la guérison est
possible. Les hémorragies les plus bénignes provoqueront sans
doute cette compression si le jet de sang se fait dans la direction et dans le voisinage des gaines péri-nerveuses.

Tous les autres nerfs craniens peuvent être ainsi lésés :
MM. Achard et Paisseau ont publié un cas de *paralysie de
la troisième paire* (1).

La *déviation conjuguée de la tête et des yeux* s'est montrée
dans une hémorragie purement sous-arachnoïdienne, ayant
entraîné une compression de la face ventrale de la protubérance
et du pédoncule cérébral gauche, par l'intermédiaire d'un
caillot sanguin. Or, ce signe a été rencontré dans les lésions
de la protubérance et signalé, entre autres, par M. Touche (2). Il
existait également dans une hémorragie méningée observée par
MM. Paul Courmont et Cade (3), et dans un autre cas, terminé
par la guérison, publié par MM. Letulle et Lemierre (4).

Il est un groupe de symptômes que l'on peut rapprocher,
parce qu'ils ont sans doute la même origine bulbaire et qu'ils
sont dus en partie à la compression ou au traumatisme du plancher du quatrième ventricule. Ce sont les vomissements, les
troubles respiratoires, circulatoires et urinaires.

Les *vomissements* abondants, répétés, sont assez fréquents au
moment de l'ictus et surtout dans les heures qui lui succèdent.

Le *pouls* peut être ralenti, aussi bien dans les hémorragies

(1) Achard et Paisseau, Hémorragie méningée avec ictus suivie de paralysie
de la troisième paire. *Bull. Soc. méd. des hôpit.*, 5 mai 1904.

(2) Touche, Hémiplégie syphilitique protubérantielle au cours du tabes.
*Soc. méd. des hôp.*, 1902, p. 113.

(3) Paul Courmont et Cade, Sur un cas d'hémorragie méningée sous-
arachnoïdienne. *Arch. de neurol.*, juillet 1900.

(4) Letulle et Lemierre, Deux cas d'hémorragie méningée. *Bull. Soc.
méd. des hôpit.*, 1er décembre 1904.

traumatiques que dans les hémorragies spontanées. La *raie vaso-motrice* ou dermographie est signalée dans quelques-unes de nos observations et dans celles de M. Pescarolo.

Les *troubles respiratoires* consistent dans l'apparition du rythme de Cheyne-Stokes (1), et surtout dans des irrégularités de la respiration avec stertor et pauses respiratoires ; le myosis, l'inégalité pupillaire sont fréquents.

La polyurie, l'albuminurie et la glycosurie, signalées au cours de l'hémorragie cérébrale par A. Ollivier (2), peuvent exister dans l'hémorragie sous-arachnoïdienne : nous considérons avec M. Widal (3) et MM. Chauffard et Boidin (4) que ce sont des phénomènes très probablement d'origine bulbaire.

La température obéit aux grandes lois qui ont été posées par Charcot (5) dans l'hémorragie cérébrale. Dans les formes mortelles, elle subit une ascension thermique finale et s'élève à 40° et même jusqu'à 41°.

Mais nous insistons sur la courbe fébrile, qui, surtout dans les formes curables, a coïncidé avec les phénomènes de résorption sanguine dans la cavité arachnoïdo-pie-mérienne. La *fièvre hématolytique* est de courte durée, atteint rarement 39°, mais s'accompagne quelquefois d'une exagération dans les réactions délirantes, hypertoniques et douloureuses. Cette réaction thermique, à l'inverse de la précédente, n'est pas toujours d'un mauvais pronostic. C'est la fièvre de résorption, bien exposée par Pillon (6), qui incrimine le rôle pyrétogène des sécrétions leucocytaires ; il faut ajouter l'action thermogène de l'hémoglobine (Castellino, Laurent).

(1) Touche, *Soc. méd. des hôpitaux*, 1902.
(2) A. Ollivier, Étude sur certaines modifications dans la sécrétion urinaire consécutive à l'hémorragie cérébrale. *Gaz. heb. de Méd. et de Chir.*, 1875.
(3) F. Widal, *Presse médicale*, 3 juin 1903.
(4) A. Chauffard, G. Froin et L. Boidin, *Presse médicale*, 24 juin 1903.
(5) Charcot, *Leç. sur les maladies du système nerveux*, t. I.
(6) Pillon, Fièvre traumatique aseptique. *Presse médicale*, 27 mars 1807.

## § 4. — Evolution. Formes cliniques.

Si le tableau morbide, engendré par l'inondation sanguine sous-arachnoïdienne, peut être très chargé, néanmoins l'ensemble clinique ressortit à deux variétés de symptômes, dont l'apparition est ordinairement successive.

L'inondation sanguine proprement dite s'accompagne des grandes réactions par choc, compression ou destruction encéphalique : ictus apoplectiforme, coma, convulsions, syndromes bulbo-protubérantiels, céphalée, vertiges, délire.

Il est rare de voir l'hémorragie amener rapidement la mort par son abondance seule ; ainsi, après une rupture du tronc basilaire, un apoplectique a vécu plus de deux jours (1) ; une malade est morte huit jours après une ouverture de la cérébrale postérieure (p. 65). L'hémorragie agit plutôt par les destructions qu'elle entraîne ou les compressions qu'elle provoque sur le tissu si délicat qu'est la pulpe nerveuse. Elle constitue aussi une saignée locale qui, jointe aux troubles mécaniques précédents, peut contribuer beaucoup à la mort rapide, en perturbant gravement l'irrigation des centres nerveux.

Moins on est éloigné de l'ictus apoplectique et plus est dominante cette symptomatologie presque tout entière d'emprunt, qui traduit la souffrance de l'appareil encéphalo-médullaire. Le désordre anatomique ou fonctionnel de l'axe nerveux peut être tel que la vie s'arrête, et bien que le *primum movens* du processus pathologique se passe tout entier à la périphérie, les malades meurent comme dans les destructions centrales les plus étendues.

Mais que le malade résiste, et bientôt la phase méningée se

---

(1) A. BAUER, Hémorragie méningée sous-arachnoïdienne par lésion du tronc basilaire. Ponction lombaire. Autopsie. *Arch. génér. de médec.*, 1er déc. 1903.

manifeste, plus ou moins vive, plus ou moins atténuée, dominant souvent le tableau morbide ou s'effaçant encore devant les symptômes que régit l'altération primitive des centres nerveux, dont l'action persiste, éphémère ou durable.

Finalement, que le malade soit encore sous le coup du choc cérébral, ou que l'irritation méningée soit prédominante, comme les réactions pathologiques se déroulent autour d'un appareil, subdivisé en régions anatomiques spécialisées pour des fonctions très variées, on voit en peu de temps, suivant le hasard de la localisation des foyers hémorragiques, des groupements et des associations de symptômes très divers. Les actes morbides se combinent ou se dissocient à l'extrême, et, comme dans la plupart des maladies du système nerveux, le polymorphisme est très étendu.

Il est cependant quelques groupements de symptômes particulièrement fréquents qui correspondent d'ailleurs, d'une façon générale, soit à la compression de l'axe nerveux, soit à l'irritation des surfaces méningées.

1° **Formes comateuses.** — La compression est au maximum : elle se rencontre surtout dans les épanchements de la base ou dans les grandes inondations ventriculaires, s'accompagne de coma absolu et persistant, de paralysie complète ou de contractures peu marquées, avec respiration stertoreuse et irrégulière, myosis, quelquefois ralentissement du pouls. La face est pâle. La mort est en général rapide.

2° **Formes avec torpeur et contractures.** — Le coma s'atténue rapidement ou du moins se transforme en torpeur et somnolence. L'irritation méningée est plus manifeste et les convulsions sont fréquentes. Les vomissements existent parfois au début de la maladie. La respiration est irrégulière, revêt quelquefois le type de Cheyne-Stokes. L'albuminurie et la glycosurie peuvent se rencontrer. Ce sont des formes graves, mais qui se prolongent et guérissent quelquefois.

**3° Formes douloureuses.** — Les douleurs, les contractures et le signe de Kernig sont les phémonènes prédominants. Le malade est très conscient, à l'inverse des formes précédentes, et il ressent des douleurs à siège variable : céphalalgie intense, rachialgie, douleur de la nuque au moindre mouvement, attitude en chien de fusil, ventre creux, raie méningitique. La méningite cérébro-spinale, la méningite tuberculeuse, la céphalée urémique, peuvent être parfaitement simulées.

**4° Formes frustes et latentes.** — L'ictus qui annonce la maladie consiste seulement en une céphalée subite, un vertige inopiné auquel succède souvent une légère hémiplégie. Dans quelques cas, le patient peut marcher et même vaquer à ses occupations. Il s'agit alors d'hémorragies peu abondantes qui passeraient absolument inaperçues, s'il n'existait le plus souvent soit une légère parésie d'un membre avec signe de Babinski, soit des paroxysmes céphalalgiques, ou bien un peu d'excitation délirante, ou encore un simple trouble pupillaire, la compression isolée d'un nerf cranien, le ralentissement du pouls, etc...

C'est dans ces formes surtout que le clinicien se heurterait à des difficultés incessantes pour rapporter le tableau clinique à sa cause, s'il n'avait à sa disposition la ponction lombaire, qui lui apporte des renseignements de haute valeur.

## § 5. — Diagnostic.

« L'hémorragie méningée était pour le médecin, il y a quelques années encore, une des maladies les plus difficiles à reconnaître ; souvent soupçonnée, son existence ne pouvait jamais être affirmée. Elle est aujourd'hui une des lésions dont le diagnostic peut être établi avec le plus de certitude. Les progrès de la séméiotique l'ont dotée des symptômes décisifs qui lui faisaient défaut ; nous avons, en effet, dans le signe de Kernig, un moyen précieux de dépister la lésion méningée, et la ponction lombaire, en nous montrant les éléments du sang dans le liquide céphalorachidien, peut nous fournir la preuve de la nature hémorragique de cette lésion. » (F. Widal) (1).

Nous ne nous attarderons donc pas à exposer complètement le diagnostic différentiel de l'hémorragie sous-arachnoïdienne.

Nous savons qu'elle peut simuler les différents comas, dus à l'hémorragie cérébrale, au ramollissement (2), à l'urémie, au diabète, etc., les différentes méningites : tuberculeuse, cérébro-spinale. Or, on sait l'importance des notions classiques sur lesquelles le diagnostic se repose : l'âge, les attaques apoplectiques antérieures, les conditions dans lesquelles est survenu l'ictus, l'examen des différents viscères et des urines. L'hérédité elle-même entre en cause, ainsi que l'a montré M. le professeur Dieulafoy, quand il s'agit de reconnaître une hémorragie cérébrale (3) : c'est la même altération et le même processus artéritique qui entraînent les ruptures des vaisseaux de la pie-mère.

Les contractures précoces constituent le grand signe différentiel entre l'hémorragie cérébrale d'une part, l'hémorragie cérébro-méningée et l'hémorragie sous-arachnoïdienne, d'autre part. Mais ces contractures peuvent être réalisées par un grand nombre d'états pathologiques qui siègent dans la cavité arachnoïdo-piemérienne, les méningites en particulier. Nous avons montré avec M. Chauffard (4) la ressemblance que peuvent revêtir l'hémorragie et la méningite cérébro-spinale.

(1) F. Widal, *Presse médicale*, 3 juin 1903.

(2) A. Chauffard et L. Boidin, Un an de ponctions lombaires dans un service hospitalier, *Gaz. des hôp.*, 28 juin 1904.

(3) Dieulafoy, Du rôle de l'hérédité dans la production de l'hémorragie cérébrale, communication à *l'Académie de médecine* et *Gazette hebdomadaire*, 1876.

(4) A. Chauffard et G. Froin, Du diagnostic différentiel de l'hémorragie méningée sous-arachnoïdienne et de la méningite cérébro-spinale, *Soc. méd. des hôp.*, 28 octobre 1903.

Nous avons fait remarquer qu'il y a lieu de « distinguer, dans le tableau clinique de la méningite cérébro-spinale, deux séries symptomatiques.

« La première série comprend les réactions douloureuses (céphalée, rachialgie, paroxysmes douloureux), les phénomènes d'hypertonie musculaire (contracture de la nuque, signe de Kernig), les signes de lésions en foyer (hémiplégie, monoplégie, répercussions pyramidales secondaires).

« Tous ces signes peuvent se rencontrer aussi bien dans l'hémorragie sous-arachnoïdienne que dans la méningite cérébro spinale.

« La fièvre peut également être un trait commun aux deux processus.

« Tout cet ensemble de symptômes peut à bon droit se rencontrer dans les deux cas, puisqu'il ne correspond en somme qu'à des réactions de la méninge, différentes par leur pathogénie et leur intensité, plutôt que par leur nature elle-même.

« Au contraire, la seconde série symptomatique appartient bien en propre à la méningite cérébro-spinale : ce sont les grands signes infectieux si habituels et si graves souvent dans cette maladie, l'herpès de la face, les éruptions septicémiques, la néphrite, les arthrites, les endopéricardites, les otites, les lésions oculaires, etc.

« Voilà la vraie base clinique du diagnostic de la méningite cérébro-spinale. Constater les réactions douloureuses ou hypertoniques, la fièvre même, ne suffit pas si des signes directs d'infection générale ne s'y adjoignent.

« Ceux-ci, l'hémorragie méningée, processus aseptique, est impuissante à les réaliser ; les premiers, au contraire, elle peut les présenter sous leur forme la plus saisissante.

« La ponction lombaire doit toujours intervenir en dernier ressort, et c'est d'elle que dépend la confirmation définitive du diagnostic. Seule, elle peut éclairer une situation obscure, et substituer une certitude à des probabilités toujours difficiles à apprécier » (Chauffard et Froin). Elle donne issue au liquide céphalo-rachidien hémorragique dont nous connaissons les caractères si nets et si pathognomoniques.

**Chromo-diagnostic (Sicard). Cyto-diagnostic (Widal, Sicard et Ravaut). Fibrino-diagnostic.** — La présence des globules rouges dans le liquide céphalo-rachidien peut coïncider avec trois aspects principaux de ce liquide : rouge, jaune et limpide. L'étude de ces colorations et des différentes cellules contenues dans le liquide est très importante. De même, on peut tirer, de la présence ou de l'absence d'un coagulum fibrineux, des renseignements précieux pour spécifier la nature ou l'intensité des réactions pathologiques qui se passent au niveau des méninges.

I. Écoulement de liquide rouge ou rosé. — 1° *Avant la centrifugation*, l'absence de coagulum fibrineux est pathognomonique d'une hémorragie sous-arachnoïdienne.

La présence d'un coagulum doit faire supposer :

A. Une *piqûre vasculaire* par la pointe de l'aiguille enfoncée dans le cône dural. Souvent le coagulum n'existe que dans un tube ou n'est pas de volume identique dans les trois tubes, soit que l'hémorragie accidentelle s'arrête ou diminue au cours de la ponction, soit que l'aiguille ait été déplacée et éloignée du vaisseau perforé.

B. La coexistence d'une *méningite fibrineuse avec l'hémorragie sous-arachnoïdienne*. Nous en avons observé un cas (p. 53), mais le coagulum, d'origine inflammatoire, n'était pas en rapport avec l'abondance de l'hématome céphalo-rachidien. MM. Nobécourt, R. Voisin et Vitry ont vu également, dans un cas de thrombose des sinus avec hémorragie méningée consécutive, un liquide sanglant qui s'est coagulé spontanément (1).

(1) Nobécourt, R. Voisin et Vitry, Ponction lombaire dans la thrombose des sinus et l'hémorragie méningée consécutive. *Soc. de pédiatrie*, 17 novembre 1903.

Le huitième jour de la maladie, le liquide était redevenu clair et ne renfermait aucun élément leucocytaire. Le malade mourut le neuvième jour; l'autopsie montra une thrombose du sinus latéral gauche, et au niveau de la fosse occipitale gauche un épanchement sanguin assez abondant dans les espaces sous et intra-arachnoïdiens. Il n'y avait pas de trace de méningite.

La coagulation et la coloration très jaune du liquide après centrifugation (alors que l'hémorragie venait de se produire) prouvent qu'il existait, au début, un processus inflammatoire, mais l'inflammation peut avoir été de courte durée. M. Babinski a vu, chez une malade, la disparition presque complète d'une énorme réaction fibrineuse, en 24 heures.

2° *Après centrifugation*, un liquide rouge montre, si l'hémaysıoıe est en activité, une coloration jaune, jaune rosâtre ou jaune verdâtre. L'étude des divers éléments cellulaires fourni es éléments d'un véritable cyto-diagnostic :

La déformation et la décoloration des hématies indique leur dissociation et leur destruction. L'hématophagie est pathognomonique.

Une éosinophilie notable permettra de dire que l'hémorragie sous-arachnoïdienne est très abondante, même si le liquide évacué présente un contenu globulaire peu considérable.

Une polynucléose très élevée sera rapportée au travail hématolytique et non pas à une complication, ainsi que l'a prétendu M. Milian (1). L'infection méningée ne pourra être affirmée que par la purulence, la présence de corps microbiens, l'abaissement notable du point cryoscopique et quelquefois la coïncidence d'une hyperleucocytose sanguine. La leucocytose hématolytique est en effet très souvent purement locale.

La lymphocytose terminale est en général peu abondante et s'accompagne de la présence de globules rouges très déformés.

(1) MILIAN, *Le Liulde céphalo-rachidien*, p. 83. Paris, 1904. G. Steinheil, éd.

II. Ecoulement de liquide jaune. — Cette coloration est quelquefois très difficile à interpréter.

1° *Le liquide ne contient pas de coagulum.* — La coexistence d'une lymphocytose moyenne avec des hématies très déformées doit faire penser surtout à une hémorragie sous-arachnoïdienne.

2° *Le liquide contient un coagulum.* — *A.* Si le coagulum est volumineux et que le liquide jaune contienne des globules rouges, certains auteurs font le diagnostic de *méningite hémorragique fibrineuse* (1). M. Bard, dans ses études sur les liquides xanto-chromiques, suppose l'existence de colorations jaunes par inflammation méningée. En effet, il peut exister des liquides jaunes sans présence de globules rouges et, dans des inflammations méningées avec réactions xantochromique, fibrineuse et cellulaire du liquide céphalo-rachidien, nous avons vu une décroissance à peu près parallèle des réactions xantochromique et fibrineuse. De plus la réaction xantochromique a persisté trop longtemps pour admettre qu'elle résultait seulement de la destruction des hématies peu nombreuses, constatées au microscope (2).

Nous pensons qu'il faut comparer les phénomènes qui se passent dans la méninge à ceux que l'on constate au niveau de la plèvre. Dans cette séreuse, on distingue des pleurésies séro-fibrineuses, hémorragiques et purulentes. Rien n'empêche d'appliquer cette division à la méninge. La méningite purulente est bien isolée dans le cadre et nous n'y insisterons pas. Mais il faut accepter, en outre, ce chromo-diagnostic simple, à deux termes : ménin-

---

(1) Babinski, Méningite hémorragique fibrineuse. Paraplégie spasmodique. Ponctions lombaires ; traitement mercuriel. Guérison. *Soc. méd. des hôp.*, 23 oct. 1903. — Marfan, Aviragnet et Détot, Méningite hémorragique subaiguë avec hydrocéphalie chez les nouveau-nés. *Bulletin médical*, 20 janv. 1904. — R. Cestan et P. Ravaut, Coagulation en masse et xantochromie du liquide céphalo-rachidien. *Gaz. des hôpitaux*, 6 sept. 1904.

(2) G. Fhoix, Inflammations méningées avec réaction chromatique, fibrineuse et cellulaire du liquide céphalo-rachidien. *Gaz. des hôpitaux*, 3 septembre 1903.

gito à liquide jaune, avec réaction fibrineuse, et méningite hémorragique. Il est vrai qu'histologiquement la première contient
des globules rouges. Mais n'en est-il pas de même pour toutes
les pleurésies séro-fibrineuses ?

En réalité, il faut simplement tenir compte de la scène où se
passent les actes morbides. Ils ne se superposent pas d'une
façon étroite et ne sont pas rigoureusement similaires dans la
plèvre et dans la méninge. Dans la plèvre, les réactions xantochromique, fibrineuse et cellulaire, ont, le plus souvent, des
rapports constamment identiques pendant toute la durée de
l'inflammation pleurale. L'exsudation, émanant tout entière de
la sérosité sanguine, conserve le même aspect pendant toute
l'évolution de l'exsudation séro-fibrineuse. Le sac arachnoïdo-
pie-mérien, au contraire, constitue une cavité réelle, toujours
remplie par le liquide céphalo-rachidien, au milieu duquel se
manifestent les actes morbides. C'est, d'ailleurs, grâce à cette
permanence de la cavité que nous pouvons l'explorer à coup sûr,
même au moment de la plus grande atténuation des phénomènes. Aussi, au milieu des modifications chromatiques et cellulaires, on retrouve toujours le liquide céphalo-rachidien, avec sa
limpidité parfaite, constituant comme un fond invariable et uniforme qui se détache au moment de l'atténuation et de l'efface-
cement des processus pathologiques. L'inflammation est-elle
intense ? nous avons les trois réactions analogues à celles de la
pleurésie séro-fibrineuse : la sérosité inflammatoire, avec le sérochrome, les globules rouges et blancs, la fibrine, envahit la cavité
infectée. L'inflammation est-elle légère ou atténuée ? nous ne sai-
sissons que la fibrine et les éléments cellulaires ; le sérochrome
n'existe plus ou plutôt est en trop grande dilution pour se manifester à nos yeux. Cela va encore plus loin : quand la poussée
inflammatoire est à son minimum, on ne voit persister que
l'appel leucocytaire, trahi seulement par la centrifugation du
liquide. On est tout près alors, dans cette chaîne de réactions

décroissantes, de l'irritation méningée légère, avec ses souls éléments cellulaires.

Il faut donc compter avec ces dilutions et ces dissociations des réactions anatomiques par le liquide céphalo-rachidien. De plus, il ne faut pas tirer des déductions absolues sur le passage des diverses substances sanguines dans une cavité pathologique, après avoir recherché la perméabilité des membranes pour une substance étrangère. Après ingestion ou injection de corps chimiques, si on ne décèle pas ces substances dans une séreuse malade, peut-on établir rigoureusement l'activité de l'exsudation du sérum ou de la diapédèse des leucocytes ? Ne faut-il pas compter avec le pouvoir chimiotactique électif des agents pathogènes ? Une cause morbide capable de susciter une réaction anatomique très prédominante pourra entraîner sa production presque isolée dans la cavité : la barrière cède seulement devant le processus réactionnel le plus important. Ainsi M. J. Lépine a vu, chez un malade, une réaction fibrineuse presque pure (1).

Grâce à ces sollicitations diverses, l'inflammation peut revêtir les modalités les plus variables. Tantôt, c'est une irruption massive de fibrine, tantôt une attraction leucocytaire prédominante. L'aspect peut être également séro-fibrineux. Il peut devenir enfin sanguinolent. C'est le cas qu'on pourra vraiment dénommer méningite hémorragique, en se conformant ainsi à la règle qui s'est imposée pour classer les pleurésies.

*B.* Si le coagulum est très petit, il passe facilement inaperçu. Or, sa constatation est toujours importante, car certaines méningites tuberculeuses donnent un liquide très jaune (en particulier chez des hypersérochromiques), contenant des hématies, quelques polynucléaires, et surtout des lymphocytes. On pourrait croire à un stade terminal d'hématolyse

---

(1) J. LÉPINE, Le liquide céphalo-rachidien dans les processus méningés subaigus d'origine rhumatismale. *Lyon méd.*, 23 août 1903.

méningée : la présence d'un coagulum, l'abaissement considérable du point cryoscopique (en dehors de la recherche du
bacille de Koch), une réaction albumineuse forte devront faire
penser à la méningite tuberculeuse, rarement à une méningite
d'autre nature.

III. Écoulement de liquide légèrement jaune ou limpide. — Le diagnostic devient de plus en plus délicat. Cependant une hémorragie est probable, même avec un culot hématique très minime, si ce culot existe à peu près identique
dans trois tubes, et si des éléments blancs sont en quantité
anormale par rapport aux globules rouges.

D'autres maladies peuvent entraîner une coloration légèrement
jaunâtre, accompagnée ou non d'éléments leucocytaires. Nous
pensons qu'elle est due, comme dans les méningites à grosse
réaction séro-fibrineuse, au passage de pigment du plasma
sanguin, ainsi que l'ont déjà supposé MM. Widal, Sicard et
Ravaut (1). Presque toujours ce sont les affections suivantes :

1° La *méningite tuberculeuse.* — Il existe ordinairement un
coagulum. Si le liquide contient des hématies, la formule cytologique montre ordinairement une lymphocytose plus abondante
que dans l'hémorragie sous-arachnoïdienne. Rechercher en
outre les caractères signalés plus haut.

2° La *paralysie générale.* — Les ictus apoplectiformes ou
délirants s'accompagnent quelquefois d'une légère teinte jaune
avec hématies, polynucléaires (Widal et Lemierre) et lymphocytes. Parfois il y a seulement réaction séro-albumineuse, sans
réaction cellulaire (liquide un peu jaune et albumineux).

3° L'*hématome sous-dure-mérien.* — Un hématome sous-
dure-mérien traumatique fut ponctionné par M. Sicard (2)

(1) WIDAL, SICARD et RAVAUT, Présence d'un pigment dérivé dans le liquide
céphalo-rachidien au cours des ictères chroniques. *Soc. de biologie,*
8 févr. 1902.

(2) L'observation du malade a fait le sujet d'une leçon clinique par M. le
professeur RAYMOND, publiée dans la *Presse médicale* le 23 sept. 1903.

quatorze jours après le traumatisme. Le liquide céphalo-rachidien était jaune verdâtre et contenait fort peu d'éléments cellulaires, quelques lymphocytes sans polynucléaires. Dans un cas de pachyméningite hémorragique, que nous avons publié avec M. Chauffard (1), on retira, huit jours après le début des accidents, un liquide ambré, ne contenant pas d'hématies et présentant un léger degré de lymphocytose. Deux jours après, à une seconde ponction, le liquide était redevenu normal.

4° Certaines *tumeurs* situées autour des méninges (mal de Pott, cancer vertébral, etc). — Souvent la réaction xantochromique existe seule, sans réaction cellulaire, ni présence de globules rouges (3 cas de Sicard (2), un cas personnel).

5° Le *liquide céphalo-rachidien des cholémiques.* — Dans la cholémie, le liquide peut avoir une teinte jaune verdâtre sans réaction de Gmelin (Widal, Sicard et Ravaut) ou avec réaction de Gmelin (2 cas de Gilbert et Castaigne), mais il n'y a ni globules rouges, ni réaction cellulaire (en l'absence de méningite). La teinte jaune n'est pas toujours en rapport avec le degré de la cholémie.

**Diagnostic de la variété de l'hémorragie et de son abondance.** — Il est souvent impossible d'être affirmatif. Les signes cliniques sont diffus, trop variables, et le caillot fibrineux peut emprisonner une grande part des hématies dont la numération permet d'établir l'abondance de l'hémorragie.

1° *Hémorragies cérébro-méningées.* — Ce sont les plus fréquentes des hémorragies spontanées. Les contractures peuvent manquer si le coma est très profond ou si l'hémorragie méningée est peu abondante. Le coma persiste jusqu'à la mort, lorsque le foyer cérébral est volumineux.

---

(1) A. Chauffard et G. Froin, Pachyméningite hémorragique avec chromo-diagnostic. Hyperthermie terminale. *Soc. méd. des hôp.*, 27 mars 1903.

(2) Sicard, *le Liquide céphalo-rachidien* (Collection Léauté), p. 118.

Il est possible, en général, de constater une hémiplégie nette, avec signe de Babinski très marqué.

Si le liquide céphalo-rachidien peut être incolore ou légèrement jaune à l'émission (c'est la centrifugation qui révèle un petit culot hématique), le liquide est habituellement rouge, mais peu saturé en hématies (aux environs de 200.000 globules rouges et au-dessous par millimètre cube). Cependant, si le foyer cérébral s'ouvre à travers l'écorce, l'inondation sous-arachnoïdienne est plus abondante.

2° *Hémorragies sous-arachnoïdiennes proprement dites.* — A. *L'hémorragie est très abondante.* — Le coma est profond, s'accompagne de signes de compression cérébrale et de contractures avec ou sans couvulsions. La fièvre hématolytique est constante quand la mort n'interrompt pas rapidement la maladie. On peut voir la glycosurie, l'albuminurie comme dans l'hémorragie cérébrale.

Le liquide céphalo-rachidien est extrêmement hémorragique. La pointe de l'aiguille peut s'enfoncer dans des caillots, formés au milieu des nerfs de la queue de cheval, et il est difficile de retirer du liquide. Si l'hématome fibrineux est très étendu, le liquide qui s'est écoulé par l'aiguille pourra contenir une quantité d'hématies non en rapport avec l'abondance vraie de l'hémorragie. C'est dans ces cas que la constatation d'une éosinophilie méningée permettra néanmoins d'affirmer l'énormité du raptus sanguin.

B. *L'hémorragie est moyenne ou légère.* — Le coma est de courte durée. Les contractures, le signe de Kernig et les symptômes douloureux peuvent être au maximum, très atténués, ou bien manquer complètement. Des troubles parétiques sont fréquents, avec signe de Babinski, mais ils régressent rapidement.

Le liquide céphalo-rachidien est légèrement hémorragique. L'hématolyse est très rapide et s'accompagne d'une courbe fébrile très nette ou à peine ébauchée.

## § 6. — Pronostic.

L'ensemble de nos 27 observations montre sur :

14 hémorragies cérébro-méningées, 13 morts, une guérison ; et sur :

13 hémorragies sous-arachnoïdiennes, 3 morts, 10 guérisons.

Cette statistique confirme la notion classique de la haute gravité des hémorragies cérébro-méningées, même si elles sont peu abondantes (surtout l'hémorragie optique avec inondation ventriculaire). Mais elle apporte une constatation nouvelle : c'est que l'hémorragie sous-arachnoïdienne guérit très souvent. Quand elle entraîne la mort, elle semble agir soit par la compression et l'anémie des centres nerveux, soit par l'irritation aboutissant aux actes hématolytiques.

Comme il est souvent difficile de spécifier la variété d'hémorragie, son origine superficielle ou profonde, surtout immédiatement après l'ictus, on ne pourra pas toujours profiter de la connaissance si importante du pronostic tout différent qui les concerne. La valeur pronostique de certains signes doit être connue.

1° Les *formes mortelles* s'accompagnent en général d'un coma profond, avec ou sans contractures, d'une hémiplégie complète avec signe de Babinski très marqué. Le stertor, le myosis, la déviation conjuguée de la tête et des yeux sont d'un mauvais pronostic. Le liquide céphalo-rachidien contient une petite quantité d'hématies (cérébro-méningée) ou en présente un nombre considérable (hémorragie des espaces sous-arachnoïdiens de la base) et son issue se fait généralement en gouttes.

Dans ces formes, on peut voir une amélioration des symptômes : le coma disparaît, mais une grande torpeur avec somnolence, des contractures avec ou sans signe de Kernig, de l'incontinence des sphincters, des escarres sacrées, la fièvre persistante doivent toujours faire considérer l'état comme grave. L'apoplectique guérit de l'hémorragieproprement dite, mais il constitue le plus souvent un **mauvais terrain** : c'est en général un artérioscléreux dont le fonctionnement des organes d'absorption et d'élimination est déjà troublé, et il faut tenir compte non seulement du désordre nerveux, mais de toutes les altérations organiques et fonctionnelles exagérées ou créées après l'ictus, agissant par l'intermédiaire du système nerveux, régulateur de toute fonction. Pour aboutir à des conclusions légitimes sur la terminaison de la maladie, le clinicien doit envisager tout ce bilan pathologique dont la gravité augmente avec sa durée.

2° Les *formes curables* se caractérisent par l'absence du coma ou sa courte durée, par la rareté ou l'existence éphémère des troubles bulbaires (glycosurie, albuminurie, irrégularités de la respiration), par la prédominance rapide ou immédiate de phénomènes d'ordre plutôt méningé que cérébral. L'hématolyse est en général rapide et s'accompagne ordinairement de l'issue en jet du liquide céphalo-rachidien. Dans les épanchements sous-arachnoïdiens traumatiques, le problème est plus complexe et il faut compter non seulement avec la contusion ou la commotion cérébrale, mais encore avec les désordres superficiels et leurs conséquences (fractures, enfoncements, hémorragies multiples, infections). On comprend alors que ces hémorragies puissent s'accompagner de troubles plus persistants, plus durables, et que le pronostic éloigné doive être plus réservé.


## § 7. — Traitement.


L'étude du liquide céphalo-rachidien pendant la vie nous a montré que la présence du sang sur les méninges aboutit à un travail de destruction et de résorption très actif. L'hématome céphalo-rachidien n'entraîne pas simplement une compression du névraxe, mais encore une irritation des surfaces méningées De plus, la diffusion des hématies dans la cavité arachnoïdo-pie-mérienne est plus fréquente que ne le croyaient les anciens auteurs, et nous avons montré que la masse sanguine ne s'accumule pas seulement dans la région où elle fait irruption, mais aussi dans le point déclive, le cône dural, qui constitue comme une voie de dégagement où tombent les globules rouges et les coagulations fibrineuses. C'est justement en ce point déclive qu'on pratique la ponction lombaire.

Cette méthode thérapeutique est la plus efficace et la plus simple de celles qui sont applicables aux hémorragies sous-arachnoïdiennes. Tout autre moyen, une saignée locale ou générale, par exemple, ne peut qu'exagérer les effets de l'hémorragie en anémiant davantage la substance cérébrale, que l'on voit à l'autopsie, comprimée et souvent plus exsangue qu'à l'état normal.

Par la ponction lombaire, on agit directement sur la périphérie des centres nerveux pour les décomprimer, et on provoque un appel du liquide saturé en hématies, vers la région la moins dangereuse, la plus spacieuse et dont l'irritation est en tout cas moins nocive que les espaces sous-arachnoïdiens corticaux ou les cavités ventriculaires. La désintégration des caillots se trouve sans doute activée et facilitée. Mais l'indication de la rachicentèse est surtout formelle, quand éclatent des signes d'excitation délirante ou des douleurs, en particulier la céphalée. Il existe, en effet, à ce moment, une hypertension du liquide céphalo-rachidien concordant avec des phénomènes méningés irritatifs, et la ponction lombaire atténue souvent ces phénomènes (contractures, signe de Kernig, douleurs).

A ce stade, une ponction quotidienne permet de retirer beaucoup de globules rouges et d'aider « l'effort accompli par l'organisme pour débarrasser les espaces sous-arachnoïdiens des globules rouges accumulés ». (Letulle et Lemierre.) Dès que le liquide ne s'écoule plus en jet, on peut espacer ou supprimer les ponctions.

Nous ne croyons pas que cette méthode ait pu être nocive dans quelques-uns de nos cas : elle n'a jamais entraîné à sa suite un accident quelconque. Nous pensons au contraire que son application systématique a pu empêcher la mort chez quelques malades et, en tout cas, a certainement atténué quelques phénomènes douloureux et hâté la guérison. Son action bienfaisante est tout à fait superposable à celle qui lui est justement attribuée dans le traitement des méningites cérébro-spinales.

# CONCLUSIONS

LES HÉMORRAGIES SOUS-ARACHNOÏDIENNES

Les espaces sous-arachnoïdiens constituent une cavité toujours réelle, remplie par le liquide céphalo-rachidien, dans laquelle les foyers hémorragiques du névraxe ont tendance à se répandre, pour diffuser, le plus souvent, tout autour de l'axe encéphalo-médullaire jusque dans le cul-de-sac dure-mérien sacro-lombaire.

L'usage de la ponction lombaire montre que les hémorragies sous-arachnoïdiennes sont bien plus fréquentes qu'on ne pouvait le supposer avant l'application de cette méthode clinique : tout état pathologique cérébro-méningé, survenu spontanément ou à la suite d'un traumatisme cranio-vertébral, doit faire penser à la possibilité d'une hémorragie sous-arachnoïdienne. Après les traumatismes en particulier, l'épanchement sanguin sous-arachnoïdien est presque constant.

Les signes les plus caractéristiques d'une hémorragie sous-arachnoïdienne pure sont : l'absence d'ictus comateux ou son amélioration rapide, les contractures, le signe de Kernig, des parésies légères et transitoires avec signe de Babinski, une fièvre hématolytique légère.

Des troubles cérébraux très profonds et persistants permettront d'incriminer une lésion cérébrale ou une compression grave des centres nerveux. Une hémorragie légère peut évoluer d'une façon tout à fait latente.

Le sang, épanché dans les espaces sous-arachnoïdiens, se divise en deux portions : une partie se coagule, c'est l'hématome fibrineux ; l'autre partie, purement hématique, diluée dans le liquide céphalo-rachidien, constitue l'hématome liquide.

La ponction lombaire permet de constater le signe pathognomonique de l'hémorragie sous-arachnoïdienne : le liquide hémorragique non fibrineux, de teintes variables, selon l'abondance de l'hémorragie et le degré de l'hématolyse. La présence d'un coagulum fibrineux avec un liquide sanglant doit faire penser à une méningite concomitante (toute piqûre vasculaire, par l'aiguille de l'opérateur, mise à part).

Les hémorragies sous-arachnoïdiennes qui ne succèdent pas à une hémorragie cérébrale, ou qui ne sont pas d'une abondance extrême, guérissent presque toujours. Il faut tenir compte, dans le pronostic, de la fréquence de ces formes curables.

La ponction lombaire semble avoir une action thérapeutique très heureuse sur la maladie : elle agit directement sur le foyer sanguin, sur la pression intra-dure-mérienne et calme souvent les phénomènes douloureux. Elle est particulièrement indiquée, au moment de l'hématolyse maxima, qui s'accompagne d'une augmentation de pression, avec irritation plus marquée des surfaces méningées.

## LE MÉCANISME DE L'HÉMATOLYSE EN GÉNÉRAL

L'étude cytologique des hématomes liquides montre des modifications globulaires, correspondant étroitement à la présence d'éléments cellulaires variables et permettant d'expliquer le mécanisme de l'hématolyse.

Quand la destruction des hématies, dans un foyer hémorragique, atteint son acmé, les polynucléaires neutrophiles et les grands éléments uninucléés sont abondants. On voit aussi des hémato-macrophages très nets. Le liquide subit également des modifications chromatiques : il est jaune, jaune rosâtre (hémoglobine) ou jaune verdâtre (pigments biliaires), et peut même présenter à la fois cette triple coloration.

Les neutrophiles et les grands éléments uninucléés ne viennent jamais dans le foyer sanguin, sans être accompagnés et même précédés soit de lymphocytes, soit d'éosinophiles, ou bien de ces deux variétés de leucocytes. Or, la fragmentation et la dissociation des hématies varient avec le degré de la lymphocytose, et l'hémoglobine abandonne très rapidement les corps globulaires en désintégration, si des polynucléaires neutrophiles se trouvent dans l'épanchement sanguin. Au contraire, si une éosinophilie se produit dans l'hématome, la destruction globulaire est suspendue ou du moins très ralentie. Si les phénomènes hématolytiques se prolongent pendant longtemps, une réaction fibrineuse se surajoute aux réactions cellulaires.

Les processus de résorption sanguine comprennent quatre actions fondamentales : 1° l'hématophagie ; 2° la globulolyse ; 3° l'hémoglobinolyse ; 4° l'anti-globulolyse.

Chaque élément cellulaire joue un rôle :

1° La cellule endothéliale, transformée en macrophage, se charge de l'exode du plus grand nombre des hématies à travers les voies lymphatiques. Et elle accomplit sa tâche sans être influencée, semble-t-il, par les autres actes hématolytiques.

2° Le lymphocyte sensibilise le globule rouge pour le dissocier et crée la globulolyse. Mais l'hémoglobine ne s'échappe pas ou abandonne très lentement les particules du stroma, s'il n'y a pas de neutrophiles dans le foyer sanguin.

3° Le neutrophile réalise l'hémoglobinolyse, mais agit lentement ou sépare simplement l'hémoglobine du stroma albuminoïde, tandis que les grands éléments uninucléés (sans doute mononucléaires du sang), très abondants en cas de production de pigments biliaires, réalisent les transformations pigmentaires.

4° L'éosinophile vient préserver le globule rouge contre la globulolyse. Il lutte contre la fragilité du stroma globulaire et pénètre dans l'hématome, s'il est trop concentré ou si l'hématolyse est trop active.

Le travail hématolytique met en jeu des forces très variées : un rôle surtout mécanique est dévolu à la cellule endothéliale, un rôle chimique au polynucléaire et au mononucléaire ; enfin, un rôle physique concerne le lymphocyte pour la désorganisation, et l'éosinophile pour la consolidation de l'architecture globulaire.

# TABLE DES MATIÈRES

30-11-04. — Tours, Imprimerie E. Arrault et Cie.

www.ingramcontent.com/pod-product-compliance
Ingram Content Group UK Ltd.
Pitfield, Milton Keynes, MK11 3LW, UK
UKHW022217120726
13694UKWH00002B/588